# しっかり食べて きれいになる

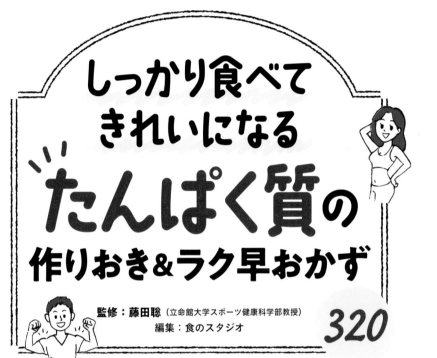

# たんぱく質の 作りおき&ラク早おかず

**監修：藤田聡**（立命館大学スポーツ健康科学部教授）

編集：食のスタジオ

**320**

新星出版社

# CONTENTS

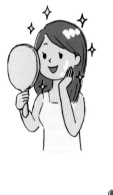
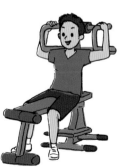

## PART1
## 肉のおかず

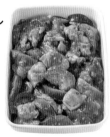

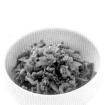

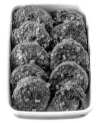
## PART2
# 魚のおかず

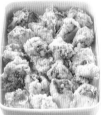

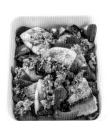
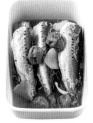
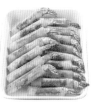

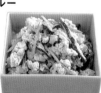

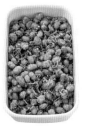
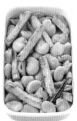

# 強くてきれいな体をつくる
## ～たんぱく質は健康と美容の最強の味方！～

## たんぱく質はこんなにすごい！

たんぱく質の働きは、おもに筋肉や内臓、皮膚や髪など、体の組織をつくること。
でもそれ以外にも、こんなに活躍しているんです！

### 男らしい、女らしい体をつくる！

**たんぱく質はホルモンや酵素の材料になります。**男性ホルモンは筋肉量の増加を促したり、女性ホルモンは女性らしい丸みを帯びた体をつくったりと、ボディラインをつくるのに深い関わりが。さらに気持ちを安定させる「セロトニン」や、やる気を出す「ドーパミン」の分泌を促すなど、メンタル面にも大きく影響します。

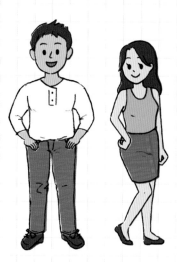

### ダイエットの強い味方！

たんぱく質は余分に摂取した分は体内で消費されたり体外に排出されるので、**脂肪に変換されにくいという特徴があります。**また腹持ちがよく、食欲を抑えるホルモンの分泌に関わっていて**食後の満足感を高めてくれる**といううれしいメリットも。

### 代謝を上げて健康に！

筋肉量を増やすと代謝が高まり、免疫力アップにつながります。基礎代謝は、その20％ほどのエネルギーを筋肉が消費しているので、**筋肉量が増えればその分、消費エネルギーも増えて基礎代謝が上がります。**代謝が上がると体温が上がり、血流がよくなって、免疫力が高まるというわけです。つまり、たんぱく質をとって筋肉を増やせば、健康な体が手に入るのです！
ただし、エネルギーが不足すると、たんぱく質がエネルギー源として消費されてしまい、筋肉がつくれなくなってしまうので要注意！ せっかくとったたんぱく質がムダにならないよう、炭水化物や脂質など、エネルギー源になるものもバランスよくとるようにしましょう。

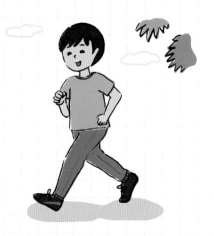

運動する人や成長期の子どもなど、エネルギーを多く消費する人は特にたんぱく質を意識してとることが大事！

# たんぱく質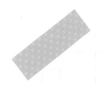

たんぱく質は理想の体づくりに
欠かすことのできない、最強のパートナー。
知れば食事がもっと楽しくなる、
たんぱく質の魅力をご紹介します！

## 不足するとこんなことに…

私たちの体をつくる、最重要栄養素のたんぱく質。
不足するとさまざまな不調の原因に…！

### ダイエットしても、リバウンド！

無理な食事制限でたんぱく質量も減らしてしまうと、筋肉量が減り、代謝が落ちてしまいます。**代謝が落ちると燃費の悪い太りやすい体質になる**ので、普通の食事にもどしたときに脂肪ばかりがついてしまい、すぐにリバウンドという結果に…。反対にたんぱく質量をキープし、筋肉量を増やすよう心がけると、リバウンドしにくくなるうえに、体脂肪が減って体積が小さくなり、**引き締まった体になります**。さらに筋肉のラインが出るので、見た目の印象も変わります。

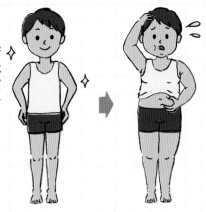

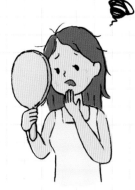

### お肌カサカサ…

私たちの肌や髪も、たんぱく質でできています。さらには、**肌のハリツヤに欠かせないコラーゲンなどの成分も同様です**。ただし、たんぱく質はおもに筋肉や内臓など生命維持を担うところに優先して使われるので、たんぱく質が足りないと肌や髪にまで行き届きません。すると肌がカサカサになったり、髪が細くなったり爪が割れたりと、美容に悪い効果をもたらすことに…！ダイエットで食事制限をしている人は特に、たんぱく質不足に注意しましょう。ビタミンCや鉄を含む食材とあわせてとると、美容に効果的ですよ。

### 貧血でフラフラ…

貧血はおもに鉄分不足のイメージが強いですが、実は血液中の赤血球が減少し、酸素を運搬する能力が低下することからも引き起こされます。この**赤血球を構成するヘモグロビンも、実はたんぱく質からつくられています**。貧血になりやすい女性や高齢者は、鉄を豊富に含むたんぱく質食材のレバーや貝類などを積極的にとるようにしましょう。

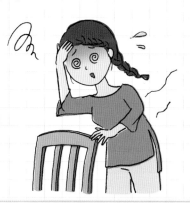

# ～タイプ別 あなたに合った食べ方～

たんぱく質の摂取量や、目的にあった上手なとり方のポイントをご紹介します。

## チェックしてみよう！
## あなたに必要なたんぱく質はどれくらい？

1日に必要なたんぱく質の推奨量は、18歳以上の男性で65g、女性で50g[*1]とされていますが、もちろん個人の活動量や体の大きさによって異なります。自分の活動レベルに応じた、1日に必要なたんぱく質の量をチェックしてみましょう！

### ・身体活動レベルが「高い」人の場合

移動や立ち仕事が多い人。または活発な運動やトレーニングをする人。

体重 $\boxed{\phantom{xxx}}$ kg $\times$ **1.6** = 1日に必要なたんぱく質 $\boxed{\phantom{xxx}}$ g

### ・身体活動レベルが「普通」の人の場合

デスクワーク中心の人。通勤や家事などの日常の動作で体を動かす人。

体重 $\boxed{\phantom{xxx}}$ kg $\times$ **0.9** = 1日に必要なたんぱく質 $\boxed{\phantom{xxx}}$ g

### ・パワフルシニアの場合

元気で健康な、おもに70歳以上の高齢者。

体重 $\boxed{\phantom{xxx}}$ kg $\times$ **1.06** = 1日に必要なたんぱく質 $\boxed{\phantom{xxx}}$ g

## 1食のたんぱく質量は、20～30gを目安に

1日に必要なたんぱく質量は、朝、昼、夜の3食に分けて、バランスよくとりましょう。一度にとる量が20g未満では筋肉をつくるスイッチが押されずに分解されてしまい、逆に多すぎても利用しきれずに余ったぶんは体外へ排出されてしまいます。1回ごとの食事で無理なくとれるよう、副菜にもたんぱく質を組み合わせるのがよいでしょう。

ちなみに、肉や魚のたんぱく質量の見当をつける際に、目安となるのが手のひら。食材の大きさが、手のひらと大体同じであれば、その肉や魚の重さは約100g、たんぱく質量は20g前後といえます。

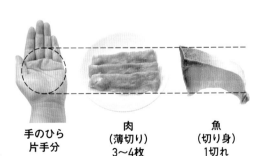

手のひら
片手分 | 肉（薄切り）3～4枚 | 魚（切り身）1切れ

# たんぱく質を上手にとるコツ

実は食事をするタイミングが大事！ 効率よく筋肉をつくるコツ、教えます！

## コツ 1

### 規則正しい食事が筋肉をつくる！

筋肉は1日のうちに増減を繰り返します。この**筋肉が増える（＝合成される）ことをアナボリック、筋肉が減る（＝分解される）ことをカタボリック**といいます。アナボリックは食事でたんぱく質をとることで促され、カタボリックは空腹時に進行します。そのため、3食たんぱく質を含む食事をしっかりとることが大切です。特にダイエットをしている人は、筋肉量が減ると太りやすい体になるので、食事を抜くなどの偏った食事制限はせずに、食事の内容で調節するようにしましょう。

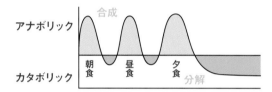

## コツ 2

### 朝こそしっかり食べよう！

夕食から朝食までの間は、絶食時間が長いので最も筋肉の分解が進みます。朝食に卵や牛乳、ヨーグルトなど、手軽にとれるたんぱく質を取り入れて、**1日の始まりに筋肉スイッチをON**にしましょう！

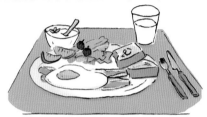

洋食の方がたんぱく質をしっかりとれて◎。

## コツ 4

### 上手な間食が筋肉量維持のカギ

**空腹は筋肉スイッチがOFFになる原因！** エネルギーが不足すると筋肉が分解され、筋肉量の低下を招きます（カタボリック）。これは運動する人やダイエット中の人はもちろん、筋力の低下するシニアにとっても重要な問題。空腹を防ぐためにも、朝、昼、夜の食事に加え、間食をはさんでこまめにたんぱく質とエネルギー補給を。

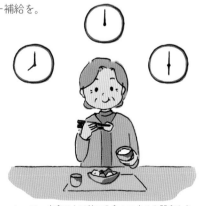

シニア・少食の人は特に3食＋こまめな間食を心がけて。

## コツ 3

### ダイエットには植物性たんぱく質がGOOD

**植物性たんぱく質は低脂質、低カロリー**のものが多く、太りにくいというメリットがあります。特に豆腐などの大豆製品は、筋肉の合成を促すロイシンなどの必須アミノ酸をバランスよく含んでおり、痩せたい人にぴったり！ 食材に含まれるたんぱく質量は動物性たんぱく質よりも少ないので、カロリーや食事量を考えて組み合わせるとよいでしょう。

大豆のたんぱく質には脂肪の分解にかかわるホルモンの分泌を高める働きも。

# 〜せっかく食べるなら「質のよい」たんぱく質〜

ボディメイクに最適な、たんぱく質食材を覚えておきましょう。

## 動物性、植物性たんぱく質を組み合わせよう！

動物性たんぱく質は肉や魚、卵や乳製品などに含まれ、体内ではつくることのできない必須アミノ酸をバランスよく含むのが特徴です。こうした**必須アミノ酸のバランスがよいたんぱく質を、「質のよい」たんぱく質**といいます。一方、植物性たんぱく質は、質においては動物性たんぱく質に及びませんが、脂質が少なく、脂肪燃焼効果が高いという特徴が。動物性たんぱく質だけだと脂質が過剰になってしまいがちなので、**両者の割合が1対1程度になるよう、バランスよくとる**のが望ましいでしょう。

### 動物性たんぱく質

必須アミノ酸をバランスよく含む。魚類や脂身の少ない部位の肉、卵が特に豊富。

### 植物性たんぱく質

低脂質、低カロリーで食物繊維も含まれる。たんぱく質の含有量は動物性たんぱく質よりも低い。

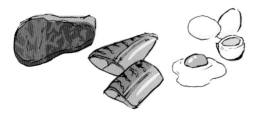  

## なかでも筋肉をつくるのに有効な食材は、これ！

### BCAAを含む食材

「BCAA」とは、「バリン」「ロイシン」「イソロイシン」の3つの必須アミノ酸のこと。**筋肉の合成を促す働きに優れ**、おもに鶏むね肉などの赤身肉、かつお、まぐろなどの魚類、高野豆腐などに多く含まれます。

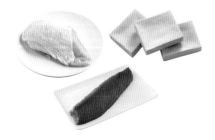

特に重要なロイシンについてはP.16を参照。

### アミノ酸の消化吸収率（DIAAS）の高い食材

アミノ酸はおもに小腸で吸収されて肝臓へ運ばれ、新しいたんぱく質になります。**このアミノ酸の小腸での消化吸収率を示した新しい指標が「DIAAS（消化性必須アミノ酸スコア）」で、この吸収率が高いほど、たんぱく質が筋肉として合成されやすい食材**ということ。つまり、より低カロリーで効率よく筋肉がつくられるので、トレーニングやダイエット中の人にぴったりというわけです。動物性たんぱく質の方がDIAASの数値が高く、特に牛乳はアミノ酸の消化吸収率が早く、水分補給としてもおすすめです◎。

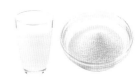

プロテインパウダーを選ぶときも牛乳由来のものにしてみては。

# 筋肉アップしたい人におすすめ

**たんぱく質はもちろん、エネルギー源もしっかりとって、目指す体に近づけましょう！**

※たんぱく質量は1食25g以上に設定しています。

## トレーニングの日

しっかり運動する日は、炭水化物、たんぱく質をバランスよくとってトレーニング効率UP！

**朝** 作りおき

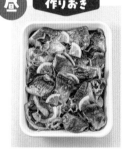

ささみとパプリカの
黒こしょう炒め
**P.36**

作りおき

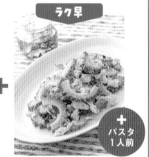

＋食パン
（6枚切り）
1½枚

枝豆のスパニッシュオムレツ
**P.164**

**昼** 作りおき

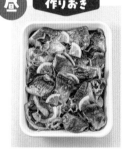

あじのレモン南蛮漬け
**P.106**

ラク早

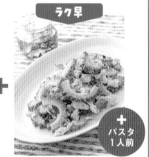

＋パスタ
1人前

卵とゴーヤのピリピリ炒め
**P.135**

**夜** 作りおき

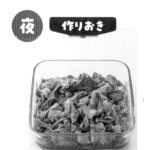

鶏肉のキムチレンジ蒸し
**P.30**

ラク早

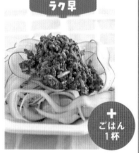

＋ごはん
1杯

ジャージャーきゅうり
**P.75**

## オフの日

オフの日も筋肉はつくられる！ BCAAを含む食材でしっかりアプローチ！

**朝** 作りおき

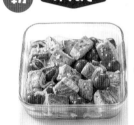

まぐろのトマトオイル煮
**P.94**

作りおき

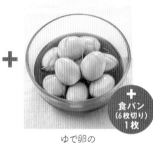

＋食パン
（6枚切り）
1枚

ゆで卵の
しょうがじょうゆ漬け
**P.138**

**昼** 作りおき

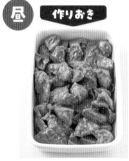

鶏肉とピーマンのタンドリー風
**P.26**

ラク早

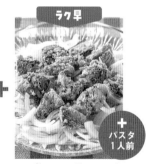

＋パスタ
1人前

さば缶と玉ねぎのサラダ
**P.129**

**夜** 作りおき

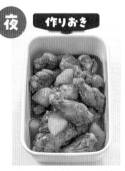

手羽元と大根のコーラ煮
**P.38**

ラク早

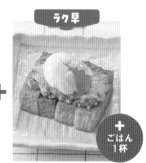

＋ごはん
1杯

厚揚げのねぎみそチーズ焼き
温卵のせ
**P.149**

# ダイエットしたい人におすすめ

## たんぱく質をしっかりキープしながらカロリーオフ！

※たんぱく質量は1食20g以上に設定しています。

## お肉メインの日

主菜で低脂質なものを選び、副菜で植物性たんぱく質などと組み合わせるとよいでしょう。

## お魚メインの日

魚介類はダイエットにおすすめの食材。いかなどは低カロリーなうえ、不足しがちなミネラルもとれます。

**朝** 作りおき
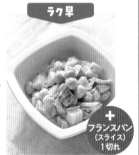
高野豆腐のクロックムッシュ風
P.156

＋

ラク早
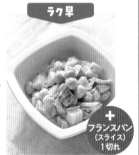
＋フランスパン（スライス）1切れ
ひよこ豆の和風サラダ
P.167

**朝** 作りおき
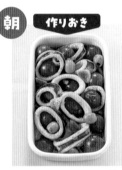
いかのアクアパッツァ風
P.112

＋

ラク早
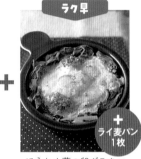
＋ライ麦パン1枚
ほうれん草の卵グラタン
P.137

**昼** 作りおき
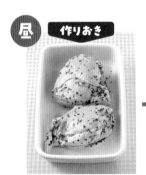
自家製サラダチキン
P.28

＋

ラク早
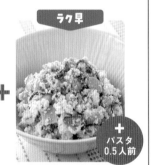
＋パスタ0.5人前
おからのポテトサラダ風
P.153

**昼** 作りおき
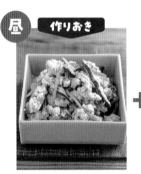
野菜たっぷり炒り豆腐
P.146

＋

ラク早
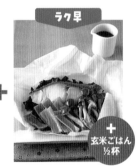
＋玄米ごはん½杯
たらとわかめのレンジ蒸し
P.89

**夜** 作りおき
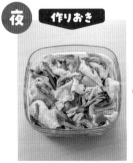
豚しゃぶと小松菜のザーサイあえ
P.50

＋

ラク早
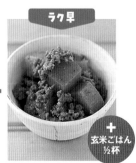
＋玄米ごはん½杯
こんにゃくのそぼろ炒め
P.79

**夜** 作りおき
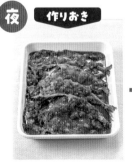
あじの干物のトマト煮
P.106

＋

ラク早
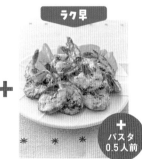
＋パスタ0.5人前
殻つきえびのハーブバター焼き
P.111

# シニア・少食の人におすすめ

高たんぱくで消化のよい食材を中心に、負担なく栄養をとって

※たんぱく質量は1食25g以上に設定しています。

## お仕事の日

鶏むね肉など消化のよいたんぱく質を積極的に。活動する分、エネルギーはしっかりとるようにしましょう。

## お休みの日

さっぱりとした食べやすい味つけのものを選んで。汁けのあるものなら、水分もむりなくとれます。

**朝** **作りおき**

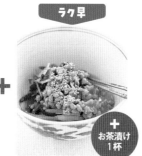

**ラク早**

お茶漬け
1杯

ささみと長ねぎの
さっぱり照り焼き風炒め
**P.34**

蒸し野菜の納豆あえ
**P.159**

**朝** **作りおき**

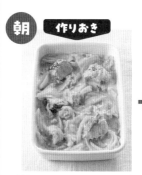

**ラク早**

ロールパン
1個

鮭缶とキャベツのクリーム煮
**P.130**

たことパプリカのレンジマリネ
**P.115**

**昼** **作りおき**

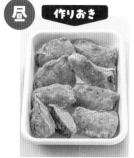

**作りおき**

おにぎり
（小）2個

鮭のチーズカレーピカタ
**P.84**

ふわふわ卵焼き
**P.138**

**昼** **作りおき**

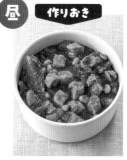

**作りおき**

スープパスタ
1人前

レンジ和風ポークビーンズ
**P.62**

ツナと枝豆のポテト
チーズお焼き
**P.130**

**夜** **作りおき**

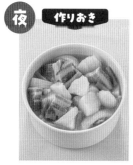

**ラク早**

ごはん
小盛り1杯

ベーコンの塩肉じゃが
**P.124**

鶏むね肉の明太焼き
**P.31**

**夜** **作りおき**

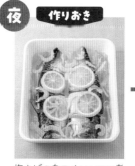

**ラク早**

ごはん
小盛り1杯

塩さばの白ワインレモン煮
**P.98**

かぼちゃの豆腐ソースグラタン
**P.147**

# たんぱく質の奥深い話

たんぱく質の魅力はまだまだたくさん！ 筋肉をつくる必須アミノ酸「ロイシン」の話や、
ビタミン、脂質との関係など、知って得するあれこれをご紹介します。

## 筋肉に欠かせない必須アミノ酸「ロイシン」の話

「ロイシン」は、筋肉の合成を促す必須アミノ酸、BCAAのうちのひとつ。おもに鶏むね肉やまぐろ、かつおなどに豊富に含まれます。筋肉の合成だけでなく、分解を抑制する効果もあり、**効率的に筋肉をつくりだせる**という特徴があります。

### ロイシンで筋合成のスイッチON！

ロイシンには、**筋肉を合成するよう指令を出す物質「エムトール」を活性化させる**働きがあり、このエムトールが活性化することで、筋肉がつくられます。トレーニングをする人だけでなく、ダイエット中の人や食の細い人が効率よく筋肉をつくり出すためにも、ロイシンを含むたんぱく質をとることが大切。

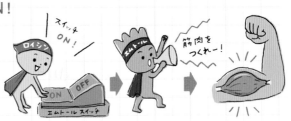

## たんぱく質とビタミンの話

ビタミンは疲れにくい体にしたり、筋肉をつくるのを助けたりと、たんぱく質とともに理想的な体に近づけるための大事な役割を担っています。目的に合わせてこれらの栄養素も意識してとるようにするとさらによいでしょう。

### 効率のよい筋肉づくりをサポート！ ビタミン B、C、D

| ビタミンB群 | ビタミンC | ビタミンD |
| --- | --- | --- |
| 筋肉疲労を軽減！ | コラーゲンの合成に重要！ | 筋肉の合成を促す！ |

豚肉　　にんにく　　ピーマン　　ブロッコリー　　鮭　　きのこ

# たんぱく質とカロリーの話

どの栄養素であっても、食べ過ぎてカロリーオーバーすると太る原因に。必要量のたんぱく質をとりながらもカロリーを抑えられる低脂肪の食品や調理法を学びましょう。

## カロリーコントロールには、低脂肪のたんぱく質を！

たんぱく質を含む食材には脂質も含まれているものが多く、脂質が多いほどカロリーも高くなります。そのため、カロリーをコントロールするには、選び方が大きなポイントに。**脂身の少ない部位**を選ぶのはもちろん、鶏肉は皮を除いて使ったり、ゆでたり蒸したりするなど**調理にひと工夫**をしましょう。また低脂質、低カロリーの大豆製品と組み合わせるとさらに効果的です。
反対にソーセージなどの**加工品は脂質が多く、たんぱく質が少な**いので、副菜などで軽くとる程度にとどめる方がよいでしょう。缶詰なら、油漬けよりも水煮の方がおすすめです。

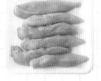

# カロリーが気になっても
# よい脂質は、ちゃんととらないとダメ！

脂質はエネルギー源だけでなく、細胞やホルモンの材料になったり、油に溶ける脂溶性ビタミンの吸収を促したりと、たんぱく質、炭水化物と並ぶ大事な栄養素。なかでも体内でつくることができない「**必須脂肪酸**」は、「**質のよい**」脂質といえます。n-3系脂肪酸、n-6系脂肪酸と呼ばれるものがそれにあたり、これらは食事からとる必要があります。動物性たんぱく質が豊富な青魚やレバーなどに多く含まれているので、質のよいたんぱく質と脂質がしっかりとれる食材を選んで、栄養バランスをとりましょう。

### n-3系脂肪酸を含む
### たんぱく質

EPA：中性脂肪低下作用
DHA：脳の活性化

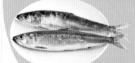

**いわし、さばなどの青魚**

### n-6系脂肪酸を含む
### たんぱく質

アラキドン酸：認知機能を改善する

**卵黄**　　　**レバー**

## この本の使い方

この本では、たんぱく質がしっかりとれるレシピを、
「作りおき」、「ラク早」に分けて紹介しています。
毎日の食事作りに役立ててください。

### 調理のポイント

食材別に、「作りおきポイント」、「ラク早ポイント」を紹介しています。その食材がもつ、たんぱく質の特徴も記載。

### たんぱく質量・栄養素

1人分のたんぱく質量やエネルギー、糖質、塩分量を記載しています。

### 4種類のタグ

「かんたん」「フライパン」「冷凍にぴったり」「レンチン」「超スピード」「低カロリー」「トースター」「お弁当にも」「切るだけ」など、料理の特徴がひと目でわかります。

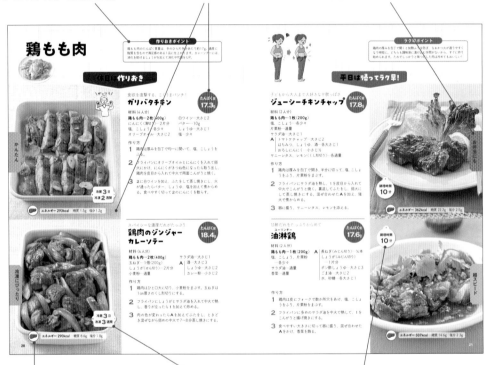

### 動物性・植物性マーク

料理に使用しているたんぱく質食材が、動物性か、植物性か、ひと目でわかります。

### 保存期間

「作りおきおかず」の冷蔵・冷凍の保存期間を表示しています。

### 調理時間

「ラク早おかず」の調理時間を表示しています。

## この本の決まり

・材料は「作りおきおかず」は4人分、「ラク早おかず」は2人分としていますが、一部作りやすい分量としているものもあります。
・小さじ1は5ml、大さじ1は15ml、1カップは200mlです。
・特に記載がない場合、しょうゆは濃口しょうゆ、砂糖は上白糖、塩は精製塩、小麦粉は薄力粉を使用しています。
・特に記載がない場合、火加減は中火です。また熱湯や塩ゆで、冷水に使用する水および塩は、分量外です。
・野菜類で特に記載がない場合、洗う、皮をむく、へたと種を除くなどの下処理は済ませてから、手順を説明しています。
・魚焼きグリルは両面焼きを使用しています。
・電子レンジは600Wを使用しています。500Wの場合は加熱時間を1.2倍、700Wの場合は0.8倍にしてください。
・保存期間は目安です。季節やご家庭の状況によって異なりますので、食べるときに必ず確認してください。
・解凍するときは基本的には電子レンジを使用し、一度解凍した料理の再冷凍は避けてください。

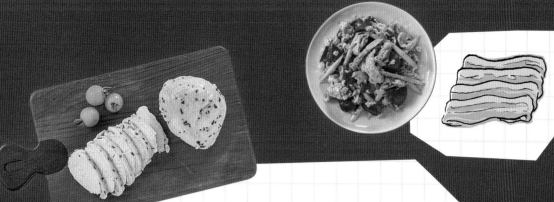

# PART1

# 肉のおかず

消化吸収のよい鶏肉やスタミナをつける豚肉、鉄分のとれる牛肉など、
家族が喜ぶお肉たっぷりのメインおかずをご紹介！

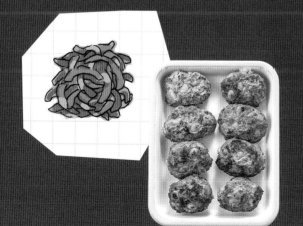

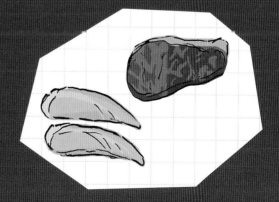

# 鶏もも肉

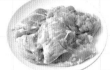

**作りおきポイント**

鶏もも肉のたんぱく質量は、手のひら片手分あたり約17g。適度に脂質を含むので満足感のある1品に仕上がります。カレーソテーには、消化を助けるしょうがを加えて消化や代謝をUP。

## 休日は 作りおき

かんたん

食欲を直撃する、こくうまパンチ！

### ガリバタチキン

たんぱく質 **17.3**g

材料(4人分)

**鶏もも肉…2枚(400g)**
にんにく(薄切り)…2片分
塩、こしょう…各少々
オリーブオイル…大さじ2

白ワイン…大さじ2
バター…10g
しょうゆ…大さじ1
塩…少々

作り方

1 鶏肉は厚みを包丁で均一に開いて、塩、こしょうをふる。

2 フライパンにオリーブオイルとにんにくを入れて弱火にかけ、にんにくがきつね色になったら取り出し、鶏肉を皮目から入れて中火で両面こんがりと焼く。

3 2に白ワインを加え、ふたをして蒸し焼きにし、火が通ったらバター、しょうゆ、塩を加えて煮からめる。食べやすく切って2のにんにくを散らす。

冷蔵 **3**日
冷凍 **2**週間

エネルギー 293kcal　糖質 1.5g　塩分 1.2g

---

冷凍にぴったり

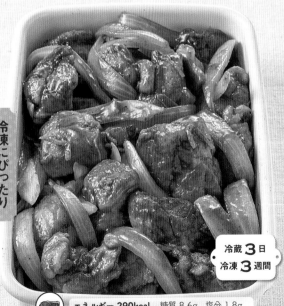

スパイシーな濃厚だれがたっぷり

### 鶏肉のジンジャーカレーソテー

たんぱく質 **18.4**g

材料(4人分)

**鶏もも肉…2枚(400g)**
玉ねぎ…1個(200g)
しょうが(せん切り)…2片分
小麦粉…適量

サラダ油…大さじ1
A 酒…大さじ3
　しょうゆ…大さじ2
　カレー粉…小さじ2

作り方

1 鶏肉はひと口大に切り、小麦粉をまぶす。玉ねぎは1cm厚さのくし形切りにする。

2 フライパンにしょうがとサラダ油を入れて中火で熱し、香りが立ったら1を加えて炒める。

3 肉の色が変わったらAを加えてふたをし、ときどき混ぜながら弱めの中火で7〜8分蒸し焼きにする。

冷蔵 **3**日
冷凍 **3**週間

エネルギー 290kcal　糖質 8.6g　塩分 1.8g

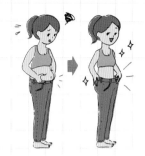

**ラク早ポイント**

鶏肉の厚みを包丁で開くと加熱ムラを防ぎ、なおかつ火が通りやすくなり時短に。どちらも調味液に漬け込む手間がないから、すぐに作り始められます。たれでしっかりと味つけした肉は冷めてもおいしい！

## 平日は帰ってラク早！

子どもから大人まで大好きな甘酸っぱさ

# ジューシーチキンチャップ

たんぱく質 **17.8g**

**材料(2人分)**

**鶏もも肉…1枚(200g)**
塩、こしょう…各少々
片栗粉…適量
サラダ油…大さじ1
A ┌ トマトケチャップ…大さじ2
　├ はちみつ、しょうゆ、酒…各大さじ1
　└ おろしにんにく…小さじ½
サニーレタス、レモン(くし形切り)…各適量

**作り方**

1 鶏肉は厚みを包丁で開き、半分に切って、塩、こしょうをふり、片栗粉をまぶす。

2 フライパンにサラダ油を熱し、1を皮目から入れて中火でこんがりと焼く。裏返してふたをし、弱火にして蒸し焼きにする。混ぜ合わせたAを加え、強火で煮からめる。

3 器に盛り、サニーレタス、レモンを添える。

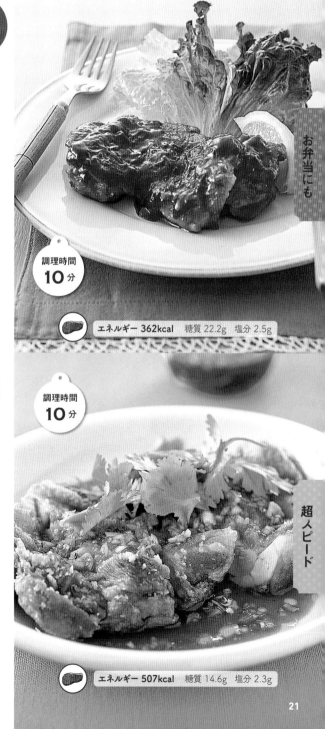

お弁当にも

調理時間 **10分**

エネルギー 362kcal　糖質 22.2g　塩分 2.5g

調理時間 **10分**

甘酢だれをたっぷりからめて

# 油淋鶏
ユーリンチー

たんぱく質 **17.6g**

**材料(2人分)**

**鶏もも肉…1枚(200g)**
塩、こしょう、片栗粉
　…各少々
サラダ油…適量
香菜…適量

A ┌ 長ねぎ(みじん切り)…¼本
　├ しょうが(みじん切り)
　│　…1片分
　├ ポン酢しょうゆ…大さじ3
　├ ごま油…大さじ2
　└ 水、砂糖…各大さじ1

**作り方**

1 鶏肉は皮にフォークで数か所穴をあけ、塩、こしょうをふり、片栗粉をまぶす。

2 フライパンに多めのサラダ油を中火で熱して、1をこんがりと揚げ焼きにする。

3 食べやすい大きさに切って器に盛り、混ぜ合わせたAをかけ、香菜を飾る。

超スピード

エネルギー 507kcal　糖質 14.6g　塩分 2.3g

# 鶏もも肉

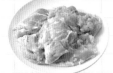

**休日は作りおき**

かんたん

鶏肉ときのこのダブルのうまみがおいしい

## 鶏肉としめじのにんにくじょうゆ炒め

たんぱく質 **18.4g**

**材料(4人分)**

| | |
|---|---|
| 鶏もも肉…2枚(400g) | **A** しょうゆ…大さじ2 |
| しめじ…1パック(100g) | みりん…大さじ1 |
| 塩、こしょう…各少々 | おろしにんにく |
| 小麦粉…適量 | …小さじ1 |
| サラダ油…大さじ1 | 小ねぎ(小口切り)…適量 |

**作り方**

1 鶏肉はひと口大のそぎ切りにして塩、こしょうをふり、小麦粉をまぶす。しめじは石づきを除いてほぐす。

2 フライパンにサラダ油を熱して、中火で1の鶏肉を入れ、両面こんがりと焼く。

3 しめじを加えて炒め、混ぜ合わせたAを加えて炒め合わせ、小ねぎを散らす。

冷蔵 **3**日
冷凍 **2**週間

エネルギー **270kcal**　糖質 5.6g　塩分 1.7g

---

フライパン

ごはんにのせて召し上がれ!

## 鶏肉とトマトのチリソース炒め

**材料(4人分)**

たんぱく質 **17.8g**

鶏もも肉…2枚(400g)
トマト…2個
長ねぎ(みじん切り)…½本分
サラダ油…大さじ2
豆板醤…大さじ½

**A** 水…½カップ
トマトケチャップ…大さじ3
砂糖…大さじ2
片栗粉…大さじ½
鶏ガラスープの素…小さじ1

**作り方**

1 鶏肉はひと口大に切り、トマトはくし形切りにする。

2 フライパンにサラダ油を中火で熱し、長ねぎと豆板醤を炒め、香りが立ったら鶏肉を加えて炒める。

3 肉の色が変わったらAをよく混ぜ合わせて加え、3分ほど煮る。トマトを加えてさっと混ぜる。

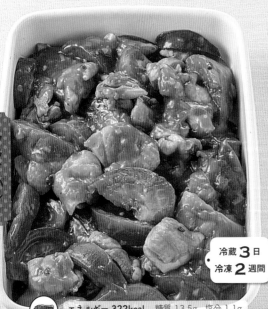

冷蔵 **3**日
冷凍 **2**週間

エネルギー **322kcal**　糖質 13.5g　塩分 1.1g

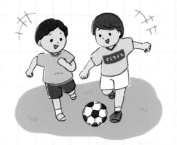

# 平日は帰ってラク早!

忙しい日の晩ごはんにおすすめ

# 鶏の照り焼き

**たんぱく質 18.3g**

**調理時間 20分**

## 材料(2人分)

**鶏もも肉…1枚(200g)**

A　しょうゆ、酒…各大さじ2
　　みりん…大さじ1
　　砂糖、しょうがの搾り汁…各小さじ1
　　片栗粉…小さじ½

大根おろし…適量
小ねぎ(小口切り)…適量

## 作り方

1　鶏肉は皮にフォークで数か所穴をあけ、厚みを包丁で開いて半分に切る。耐熱容器に重ならないように並べ、**A**を入れてよくもみ込み、10分おく。

2　ラップをし、電子レンジで4分加熱する。取り出して裏返し、同様に4分加熱する。

3　食べやすい大きさに切って器に盛り、大根おろしを添えて小ねぎを散らす。

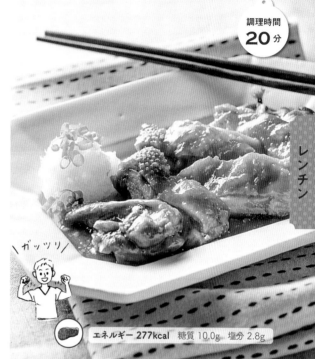

レンチン

ガッツリ

エネルギー **277kcal**　糖質 10.0g　塩分 2.8g

---

具材をのせたらトースターにおまかせ!

# 鶏肉ときのこのホイル蒸し

**たんぱく質 18.4g**

**調理時間 20分**

## 材料(2人分)

**鶏もも肉…1枚(200g)**
玉ねぎ…½個(100g)
しめじ…½パック(50g)
しいたけ(飾り切り)…2枚
バター…10g
レモン(くし形切り)…2個
ポン酢しょうゆ…適量

## 作り方

1　鶏肉は厚みを包丁で均一に開き、半分に切って1cm厚さのそぎ切りにする。玉ねぎは薄切り、しめじは石づきを除いてほぐす。

2　アルミホイルに1の玉ねぎを半量のせて、その上に残りの1としいたけ、バターを半量ずつのせて包む。同様にもう1つ作る。

3　2をオーブントースターで15分ほど加熱し、取り出してレモンを添え、ポン酢しょうゆをかける。

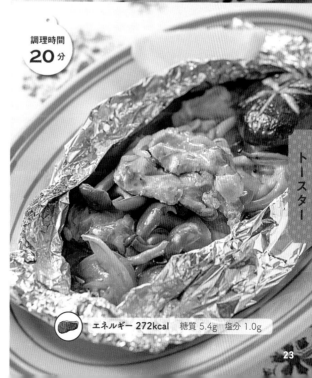

トースター

エネルギー **272kcal**　糖質 5.4g　塩分 1.0g

# 鶏もも肉

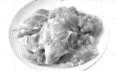

**休日は作りおき**

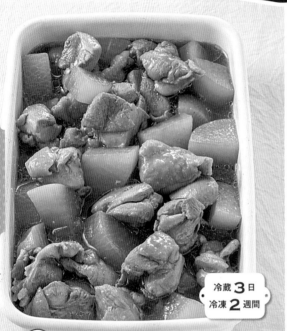

かんたんなのに味染み染み！
## 鶏肉と大根のさっぱり煮

たんぱく質 **17.9**g

**材料（4人分）**
**鶏もも肉**…2枚（400g）
大根…¼本（250g）
サラダ油…大さじ1
**A** ｜ポン酢しょうゆ、水…各½カップ
｜おろししょうが…小さじ1

**作り方**

**1** 鶏肉は3cm大に切る。大根は2cm厚さのいちょう切りにし、耐熱容器にのせてふんわりとラップし、電子レンジで3分ほど加熱する。

**2** 鍋にサラダ油を中火で熱し、**1**をさっと炒める。肉の色が変わったら**A**を加えて煮立て、アクを除いて落としぶたをし、10分ほど煮る。

かんたん

冷蔵 **3**日
冷凍 **2**週間

エネルギー **258**kcal 糖質 4.4g 塩分 2.3g

---

韓国の味を家庭の調味料で再現！
## 鶏肉のプルコギ風

たんぱく質 **18.7**g

**材料（4人分）**

| | |
|---|---|
| **鶏もも肉**…2枚（400g） | **A** ｜しょうゆ…大さじ3 |
| パプリカ（赤）…1個 | ｜砂糖…大さじ1と½ |
| 玉ねぎ…1個 | ｜酒…大さじ2 |
| にら…½束 | ｜一味唐辛子…小さじ½ |
| ごま油…大さじ1 | ｜おろしにんにく |
| | ｜　　…小さじ¼ |

**作り方**

**1** 鶏肉は1cm厚さの棒状に切ってポリ袋に入れ、**A**を加えてよくもみ込む。パプリカは細切りにし、玉ねぎは薄切り、にらは4cm長さのざく切りにする。

**2** フライパンにごま油を熱し、鶏肉をたれごと炒める。パプリカ、玉ねぎを加えてさっと混ぜ、ときどき混ぜながらふたをして蒸し焼きにする。

**3** 肉に火が通ったらふたを取って強火で汁けをとばし、にらを加えてさっと混ぜる。

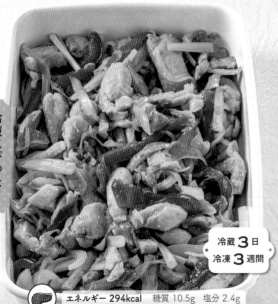

冷凍にぴったり

冷蔵 **3**日
冷凍 **3**週間

エネルギー **294**kcal 糖質 10.5g 塩分 2.4g

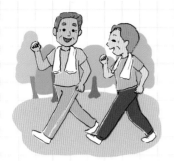

## 平日は帰ってラク早!

イタリアンもレンジでかんたんに!

# 鶏肉のトマト煮込み

**たんぱく質 18.4g**

**調理時間 20分**

レンチン

**材料(2人分)**

**鶏もも肉…1枚(200g)**
玉ねぎ(みじん切り)…½個分
にんにく(みじん切り)…1片分
ホールトマト缶…½缶(200g)
ローリエ…1枚
塩、こしょう…各少々

顆粒コンソメスープの
　素…小さじ1
**A** 塩、こしょう
　　…各少々
パセリ(みじん切り)
　…適量

**作り方**

1 鶏肉はひと口大に切り、塩、こしょうをふる。ホールトマトはつぶしておく。

2 耐熱容器に1、玉ねぎ、にんにく、ローリエ、顆粒コンソメスープの素を入れてよく混ぜ、ふんわりとラップして電子レンジで8分加熱する。取り出して混ぜ、同様に5分加熱する。

3 2にAで味をととのえ、器に盛り、パセリを散らす。

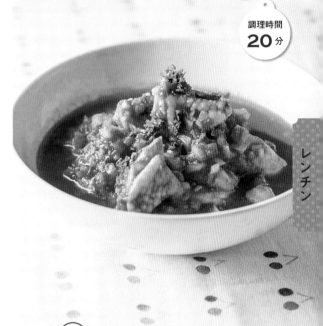

エネルギー **249kcal** 糖質 7.9g 塩分 1.3g

---

ほくほくのかぼちゃとお肉で食べごたえ抜群!

# 鶏とかぼちゃの中華炒め

**たんぱく質 18.9g**

\ガッツリ/

**調理時間 10分**

超スピード

**材料(2人分)**

**鶏もも肉…1枚(200g)**
かぼちゃ…140g
**A** オイスターソース…大さじ1
　　酒、しょうゆ…各小さじ1
　　おろしにんにく…小さじ½

塩、こしょう
　…各少々
サラダ油…大さじ1

**作り方**

1 鶏肉はひと口大に切ってポリ袋に入れ、Aを加えてよくもみ込む。

2 かぼちゃは種とわたを除いて5mm厚さの薄切りにし、ラップに包んで電子レンジで2分加熱する。

3 フライパンにサラダ油を熱して1を炒め、色が変わったら2を加えて炒め合わせ、塩、こしょうで味をととのえる。

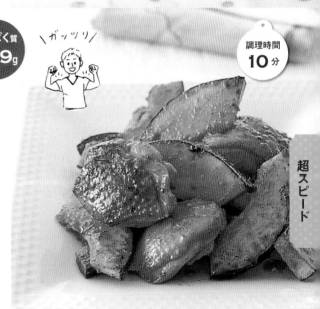

 エネルギー **340kcal** 糖質 14.6g 塩分 2.7g

# 鶏むね肉

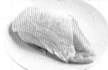

**作りおきポイント**

高たんぱく質で低脂質な鶏むね肉は、筋肉UPにもダイエットにも強い味方！ あっさりとした味わいでどんな味つけでも合います。加熱しすぎるとパサつきやすいため、ソテーは短時間で仕上げて。

## 休日は 作りおき

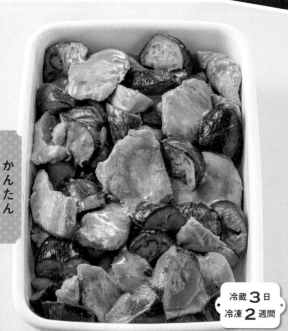

かんたん

冷蔵 **3**日
冷凍 **2**週間

エネルギー 243kcal ｜ 糖質 3.9g ｜ 塩分 2.1g

マヨネーズで食べやすく
### 鶏肉となすの オイマヨソテー

たんぱく質 **23.1**g

**材料(4人分)**

**鶏むね肉**…2枚(400g)
なす…3本
塩…少々
酒…大さじ1
サラダ油…大さじ1
A ｜ オイスターソース、マヨネーズ…各大さじ2
　 ｜ しょうゆ…大さじ1

**作り方**

1 鶏肉は1cm厚さのそぎ切りにし、塩、酒をもみ込む。なすは乱切りにする。

2 フライパンにサラダ油を中火で熱して1の鶏肉を炒め、肉の色が変わったらなすを加えて炒める。

3 なすがしんなりとしたら、混ぜ合わせたAを加えて炒め合わせる。

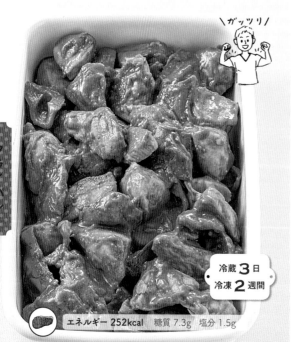

ガッツリ

フライパン

冷蔵 **3**日
冷凍 **2**週間

エネルギー 252kcal ｜ 糖質 7.3g ｜ 塩分 1.5g

ヨーグルトを使ってマイルドに
### 鶏肉とピーマンの タンドリー風

たんぱく質 **23.2**g

**材料(4人分)**

**鶏むね肉**…2枚(400g)
ピーマン…4個
塩、こしょう…各少々
カレールウ(市販)
　…2かけ(40g)

熱湯…¼カップ
プレーンヨーグルト…100g
トマトケチャップ…大さじ1
サラダ油…大さじ1

**作り方**

1 鶏肉はひと口大に切り、塩、こしょうをふる。ピーマンは乱切りにする。

2 カレールウに熱湯を注いで溶かし、プレーンヨーグルトとトマトケチャップを加えてよく混ぜる。

3 フライパンにサラダ油を中火で熱して1の鶏肉を炒め、色が変わったらピーマン、2を加えて混ぜながら肉に火が通るまで煮からめる。

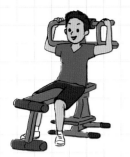

## 平日は帰ってラク早!

ソースのすりごまがポイント
# 蒸し鶏の玉ねぎソース

たんぱく質 **23.1g**

**材料(2人分)**

**鶏むね肉…1枚(200g)**
玉ねぎ…½個
酒…大さじ1
塩…少々
A しょうゆ、酢…各大さじ1
　すりごま(白)…小さじ2
　砂糖…小さじ1
小ねぎ(小口切り)…適量

**作り方**

1 鶏肉は大きめのそぎ切り、玉ねぎは薄切りにする。

2 耐熱容器に玉ねぎ、鶏肉の順にのせて酒、塩をふり、ラップをして電子レンジで4分ほど加熱する。

3 2を取り出して器に盛る。2の耐熱容器にAを加えて同様に2分加熱して鶏肉にかけ、小ねぎを散らす。

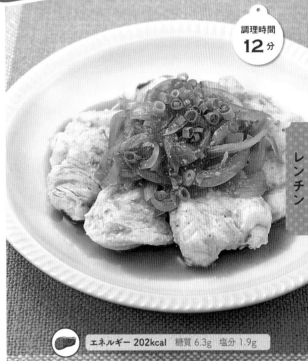

調理時間 **12分**

レンチン

エネルギー **202kcal** 糖質 6.3g 塩分 1.9g

---

大根おろしでやさしい味に
# 鶏と野菜のみぞれ煮

たんぱく質 **27.8g**

**材料(2人分)**

**鶏むね肉…1枚(200g)**
ブロッコリー…½株
大根…200g
しいたけ…2枚

だし汁…1と½カップ
A 酒…大さじ2
　しょうゆ…小さじ2
　塩…少々

**作り方**

1 鶏肉はひと口大に切り、ブロッコリーは小房に分り、しいたけは石づきを除いて薄切りにする。大根はすりおろし、水けを軽くきる。

2 鍋にだし汁を煮立て、1の鶏肉を加えて色が変わったら、ブロッコリーとしいたけを加えてやわらかくなるまで煮込む。

3 大根おろし、Aを加えて煮立ったら火を止める。

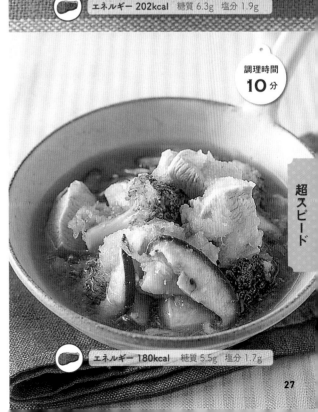

調理時間 **10分**

超スピード

エネルギー **180kcal** 糖質 5.5g 塩分 1.7g

# 鶏むね肉

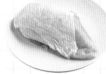

**休日は作りおき**

かんたん

サラダやパスタにぴったりのレモン風味！

## 自家製サラダチキン

たんぱく質 **21.6g**

**材料（4人分）**

**鶏むね肉…2枚（400g）**

塩、砂糖…各小さじ½

A｜レモン汁、オリーブオイル…各大さじ2
　｜顆粒コンソメスープの素…小さじ2
　｜バジル（乾燥）…小さじ1

**作り方**

**1** 鶏肉は皮目にフォークで数か所穴をあけ、塩、砂糖をすり込む。

**2** 耐熱性のポリ袋にAを混ぜ合わせ、1を加えてよくもみ込み、5分ほど漬ける。

**3** 鍋に熱湯を沸かし、2の口を閉じてポリ袋ごと入れて弱火で5分ほど加熱する。火を止めてふたをし、そのまま余熱で火を通す。粗熱が取れたら、食べやすい大きさに切る。

冷蔵 **3**日
冷凍 **2**週間

エネルギー **209kcal**　糖質 2.0g　塩分 1.5g

---

冷凍にぴったり

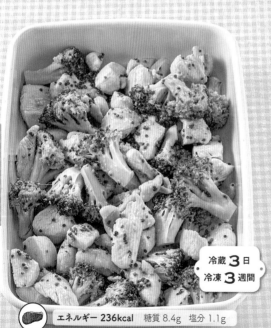

甘酸っぱくてパクパクいけちゃう！

## 鶏むね肉とブロッコリーの ハニーマスタード炒め

たんぱく質 **23.9g**

**材料（4人分）**

**鶏むね肉…2枚（400g）**

ブロッコリー…1株

塩…適量

こしょう…少々

オリーブオイル…大さじ1

A｜粒マスタード…大さじ3
　｜はちみつ…大さじ1と½
　｜しょうゆ…小さじ1

**作り方**

**1** 鶏肉は小さめのひと口大に切り、塩、こしょうをふる。ブロッコリーは小房に分けて耐熱容器に入れ、ふんわりとラップをして電子レンジで2分加熱する。

**2** フライパンにオリーブオイルを中火で熱し、1の鶏肉を炒める。

**3** 肉の色が変わったら、ブロッコリーと混ぜ合わせたAを加えて炒め、塩で味をととのえる。

冷蔵 **3**日
冷凍 **3**週間

エネルギー **236kcal**　糖質 8.4g　塩分 1.1g

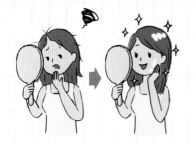

電子レンジで本格中華！

# バンバンジー

**たんぱく質 27.5g**

**材料（2人分）**

**鶏むね肉…1枚（200g）**
酒…大さじ1
きゅうり…1本
にんにく、しょうが
　（みじん切り）…各1片分
長ねぎ（みじん切り）
　…¼本分

A｜練りごま（白）、水
　　…各大さじ2
　｜酢、砂糖…各大さじ1
　｜薄口しょうゆ…大さじ½
　｜豆板醤…適量
　｜鶏ガラスープの素…少々
香菜…適量

**作り方**

**1** 鶏肉は耐熱容器に入れて酒をふり、ラップをして電子レンジで4分ほど加熱し、手でさく。きゅうりは5cm長さに切ってから薄切りにする。

**2** ボウルににんにく、しょうが、長ねぎ、**A**を加えて混ぜ合わせる。

**3** 器に**1**のきゅうり、鶏肉の順に盛り、**2**をかけて香菜を添える。

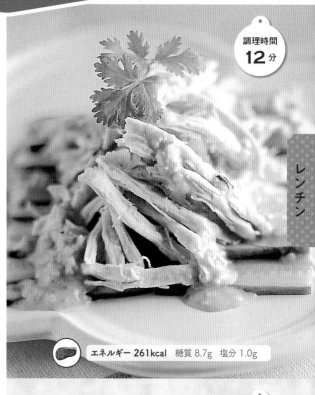

**調理時間 12分**

レンチン

**エネルギー 261kcal** 糖質 8.7g 塩分 1.0g

暑い時期に！つるんとした食感

# 鶏肉の和風サラダ

**たんぱく質 25.1g**

**材料（2人分）**

**鶏むね肉…1枚（200g）**
アボカド…½個
大根…50g
にんじん…20g
A｜酒、薄口しょうゆ
　　…各大さじ1
　｜おろししょうが…小さじ1

片栗粉…大さじ1
塩…少々
練りわさび、しょうゆ
　…各適量

**作り方**

**1** 鶏肉は皮と余分な脂肪を除いて5mm厚さの薄切りにし、包丁の背で軽くたたく。**A**をまぶしてよくもみ、片栗粉を加えてさらにもみ込む。大根とにんじんはスライサーでせん切りにし、水にさらす。

**2** 鍋に熱湯を沸かして塩を加え、**1**の鶏肉を1枚ずつゆで、ざるにあげて水けをきって冷ます。

**3** 器に**1**の野菜を盛り、**2**と5mm厚さの半月切りにしたアボカドを交互に重ねながら盛り、しょうゆとわさびを添える。

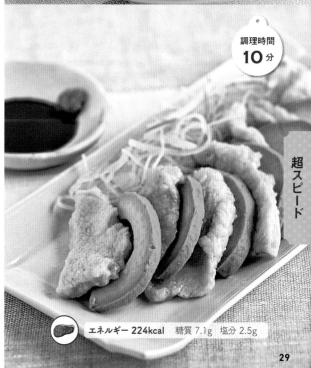

**調理時間 10分**

超スピード

**エネルギー 224kcal** 糖質 7.1g 塩分 2.5g

# 鶏むね肉

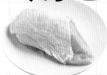

**作りおきポイント**

キムチと鶏肉をごま油で炒めてこっくりとした味わいに！ レンジ蒸しは食材を平らに広げると加熱ムラを防げます。炒め物にはピーナッツバターを加えることで、時間が経っても香ばしくて風味豊かに。

**休日は作りおき**

ピリ辛キムチで代謝アップ！

## 鶏肉のキムチレンジ蒸し

たんぱく質 **23.8g**

**材料(4人分)**

鶏むね肉…2枚(400g)　　塩、こしょう…各少々
まいたけ、しめじ　　　　しょうゆ…大さじ1
　…各1パック(各100g)　ごま油…大さじ½
白菜キムチ…150g

**作り方**

1　鶏肉はひと口大のそぎ切りにし、塩、こしょうをふる。きのこは石づきを除いてほぐす。

2　耐熱容器にきのこ、鶏肉、キムチの順に入れてしょうゆをかけ、ふんわりとラップをして電子レンジで5分ほど加熱する。取り出して混ぜ、同様に3～4分加熱する。

3　取り出してよく混ぜ、ごま油を回しかける。

**かんたん**

冷蔵 **3**日
冷凍 **2**週間

エネルギー 187kcal　糖質 3.0g　塩分 1.7g

---

小さめサイズに切って火通りをよく

## 鶏肉のピーナッツ炒め

たんぱく質 **25.9g**

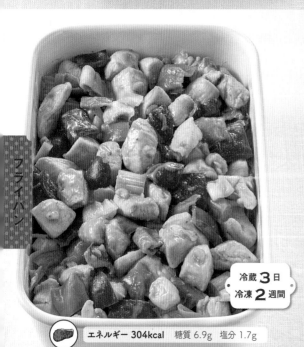

**材料(4人分)**

鶏むね肉…2枚(400g)
ピーマン(緑、赤)…各2個
長ねぎ…1本
ごま油…大さじ1
A｜ピーナッツバター(チャンクタイプ)…大さじ3
　｜しょうゆ…大さじ2
　｜みりん…大さじ1
　｜塩…少々

**作り方**

1　鶏肉は2cm角に切り、ピーマンは1.5cm角、長ねぎは1.5cm長さに切る。

2　フライパンにごま油を熱して鶏肉を炒める。色が変わったら残りの1を加えて炒める。

3　しんなりしたら、混ぜ合わせたAを加えて炒め合わせる。

**フライパン**

冷蔵 **3**日
冷凍 **2**週間

エネルギー 304kcal　糖質 6.9g　塩分 1.7g

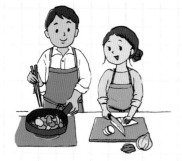

## 平日は帰ってラク早！

ヘルシーおつまみにどうぞ

# ゆで鶏の香味しょうゆ

**たんぱく質 24.4g**

\ヘルシー/

調理時間 **25**分

低カロリー

**材料（2人分）**

**鶏むね肉…1枚（200g）**
長ねぎ（青い部分）…1本分
酒…大さじ1
**A** ┌ 長ねぎ（みじん切り）…5cm分
　　├ しょうが（みじん切り）…½片分
　　└ しょうゆ…大さじ1と½
サニーレタス（せん切り）…1枚分

**作り方**

1　鶏肉は皮と脂肪を除く。鍋に熱湯を沸かし、長ねぎの青い部分、酒、鶏肉を入れて、再び沸騰したら火を止めて、15分ほどおく。

2　1を取り出して冷まし、食べやすく手でさく。

3　器に2を盛り、混ぜ合わせたAをかけてサニーレタスを添える。

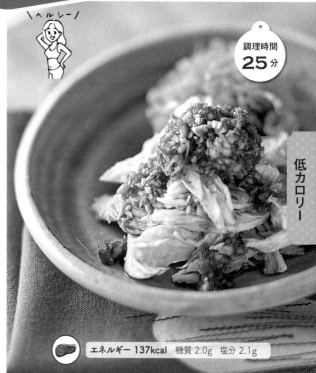

エネルギー **137kcal**　糖質 2.0g　塩分 2.1g

---

ササッと作れる居酒屋メニュー

# 鶏むね肉の明太焼き

**たんぱく質 24.8g**

調理時間 **10**分

超スピード

**材料（2人分）**

**鶏むね肉…1枚（200g）**
辛子明太子…1本
サラダ油…大さじ1
**A** ┌ 酒…大さじ1
　　└ しょうゆ…小さじ1
青じそ（せん切り）…4枚分

**作り方**

1　鶏肉は1cm厚さのそぎ切りにし、辛子明太子は薄皮を除いてほぐす。

2　フライパンにサラダ油を熱して、鶏肉を中火で焼く。

3　こんがりと焼き色がついたら辛子明太子、Aを加えて炒め合わせ、器に盛り、青じそをのせる。

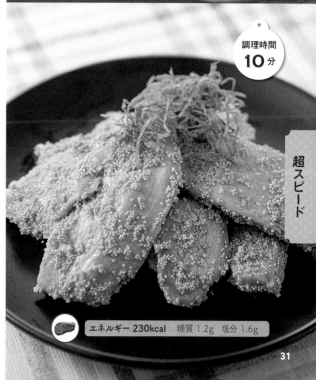

エネルギー **230kcal**　糖質 1.2g　塩分 1.6g

# 鶏ささみ

**休日は 作りおき**

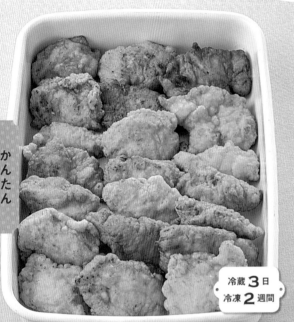

**かんたん**

冷蔵 **3** 日
冷凍 **2** 週間

エネルギー **277kcal**　糖質 7.3g　塩分 1.0g

---

おやつにもおすすめのひと口スナック

## ささみのふんわり揚げ

たんぱく質 **27.9**g

**材料（4人分）**

**鶏ささみ（筋なし）…8本（400g）**

**A** | 塩、砂糖…各小さじ½
　　| おろししょうが、おろしにんにく…各小さじ¼

**B** | 溶き卵…2個分
　　| 小麦粉…大さじ4
　　| マヨネーズ、水…各大さじ1

サラダ油…適量

**作り方**

**1** 鶏ささみは2～3等分のそぎ切りにし、**A**をもみ込む。

**2** ボウルに**B**を混ぜ合わせ、**1**をくぐらせる。

**3** フライパンに多めのサラダ油を熱し、**2**を中火でこんがりと揚げ焼きにする。

---

ピリッと効かせた黒こしょうがアクセント

## ささみとエリンギの甘辛ペッパー焼き

たんぱく質 **26.0**g

**材料（4人分）**

**鶏ささみ（筋なし）**
**…8本（400g）**
エリンギ…1パック（100g）
さやいんげん…10本
粗びき黒こしょう…少々

小麦粉…適量
サラダ油…大さじ1

**A** | しょうゆ…大さじ2
　　| 砂糖、酒…各大さじ1

**作り方**

**1** 鶏ささみはひと口大のそぎ切りにし、粗びき黒こしょう、小麦粉をまぶす。エリンギは半分の長さに切って6つ切り、いんげんは斜め切りにする。

**2** フライパンにサラダ油を熱して**1**の鶏ささみを焼き、焼き色がついたら残りの**1**を加える。

**3** 野菜がしんなりとしたら、混ぜ合わせた**A**を加えて煮からめる。

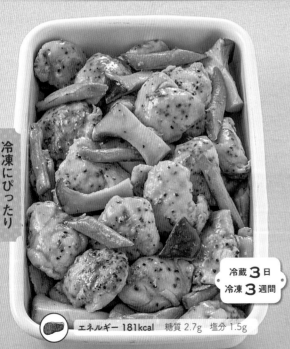

**冷凍にぴったり**

冷蔵 **3** 日
冷凍 **3** 週間

エネルギー **181kcal**　糖質 2.7g　塩分 1.5g

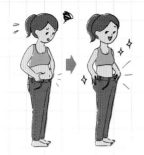

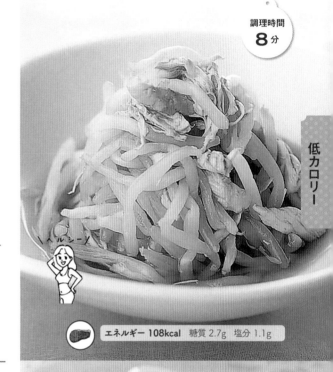

**ラク早ポイント**

さっぱりとした味わいのポン酢あえはレンジだけで作れる時短のひと皿。もやしの食感が絶妙です！ピカタ風の衣にはチーズをプラス。たんぱく質量を増やした、満足感のある主菜になります。

## 平日は帰ってラク早！

電子レンジでラクチンあえ！
# ささみともやしの ポン酢あえ

たんぱく質 **19.8**g

調理時間 **8**分

低カロリー

**材料（2人分）**
**鶏ささみ（筋なし）…4本（200g）**
酒…大さじ1
もやし…½パック
ポン酢しょうゆ…大さじ2

**作り方**

**1** 鶏ささみは耐熱容器に入れて酒をふり、ラップをして電子レンジで1分30秒加熱して、汁けをきって手ではぐす。

**2** もやしは耐熱容器に入れて電子レンジで2分加熱し、ざるにあげて水けをきり、そのまま冷ます。

**3** ボウルに**1**と**2**を入れて混ぜ合わせ、ポン酢しょうゆを加えてあえる。

エネルギー **108**kcal 糖質 2.7g 塩分 1.1g

---

青のりとチーズの衣がおいしい
# 鶏肉のピカタ風

たんぱく質 **24.1**g

調理時間 **10**分

お弁当にも

**材料（2人分）**
**鶏ささみ（筋なし）…3本（150g）**
塩、こしょう…各少々
小麦粉…適量
ブロッコリー…⅓株
じゃがいも…1個

**A** 溶き卵…1個分
粉チーズ…小さじ2
青のり…小さじ1
バター…20g

**作り方**

**1** 鶏ささみは半分に切って塩、こしょうをふって小麦粉をまぶす。

**2** **1**を混ぜ合わせた**A**にくぐらせる。

**3** フライパンにバターを溶かし、**2**をこんがりと焼いて器に盛り、ゆでたじゃがいも、ブロッコリーを添える。

エネルギー **278**kcal 糖質 9.5g 塩分 0.8g

# 鶏ささみ

## 休日は作りおき

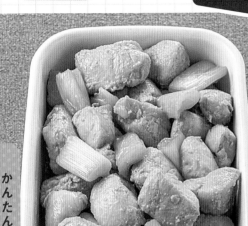

かんたん

冷蔵 **3**日
冷凍 **2**週間

エネルギー **178kcal**　糖質 7.4g　塩分 0.8g

味が染みてくたっとしたねぎが美味

## ささみと長ねぎの
## さっぱり照り焼き風炒め

**たんぱく質 24.9g**

**材料（4人分）**

**鶏ささみ（筋なし）**…**8本（400g）**
長ねぎ…2本
サラダ油…大さじ1
**A** ｜ ポン酢しょうゆ、みりん…各大さじ2

**作り方**

**1** 鶏ささみはひと口大に切り、長ねぎは3cm長さに切る。

**2** フライパンにサラダ油を熱して中火で**1**を焼く。肉の色が変わったら**A**を加えて、ふたをして蒸し焼きにする。

**3** 肉に火が通り、長ねぎがやわらかくなったらふたを取り、汁けをとばして煮からめる。

鮮やかな色合いが楽しい

## ささみとブロッコリーの
## オーロラ炒め

**たんぱく質 25.9g**

**材料（4人分）**

**鶏ささみ（筋なし）**…**8本（400g）**
ブロッコリー…1株
塩…少々
サラダ油…大さじ1
白ワイン…¼カップ
**A** ｜ トマトケチャップ、マヨネーズ…各大さじ2
　　｜ おろしにんにく…小さじ½

**作り方**

**1** 鶏ささみはひと口大のそぎ切りにし、ブロッコリーは小房に分ける。

**2** フライパンにサラダ油を中火で熱し、**1**の鶏ささみを加えて炒める。色が変わったらブロッコリー、白ワインを加え、ふたをして蒸し焼きにする。

**3** ブロッコリーがやわらかくなったらふたを取って水けをとばし、**A**を加えて塩で味をととのえる。

フライパン

冷蔵 **3**日
冷凍 **2**週間

エネルギー **211kcal**　糖質 3.3g　塩分 0.7g

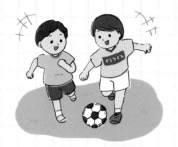

**ラク早ポイント**

酸味のある梅肉あえは暑い日にぴったり！きのこをたっぷり使っただし煮は、うまみが染みわたります。どちらも短い時間で作れるので、たんぱく質が足りないときに1品追加しやすいメニューです。

## 平日は帰ってラク早!

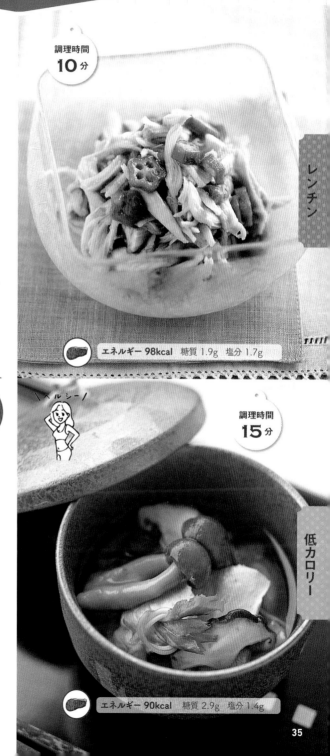

食欲がなくてもさっぱり食べやすい

# ささみの梅肉あえ

**たんぱく質 18.7g**

**調理時間 10分**

**材料（2人分）**

鶏ささみ（筋なし）…4本（200g）
オクラ…2本
塩、酒…各少々
A 梅干し（種を除いて包丁でたたく）…大1個分
　だし汁（または水）…大さじ½
　しょうゆ…小さじ1
　みりん…小さじ½

**作り方**

1 鶏ささみは耐熱容器に入れて塩、酒をふり、ラップをして電子レンジで2分ほど加熱する。粗熱がとれたら手で細かくさく。

2 オクラは板ずりし、熱湯でさっとゆでて冷水にとり、小口切りにする。

3 ボウルにAを混ぜ合わせ、1、2をあえ、器に盛る。

レンチン

エネルギー 98kcal　糖質 1.9g　塩分 1.7g

蒸してさらに、やわらかくおいしく

# 鶏肉ときのこのだし煮

**たんぱく質 16.4g**

ヘルシー！

**調理時間 15分**

**材料（2人分）**

鶏ささみ（筋なし）
　…3本（150g）
しめじ、えのきだけ
　…各¼パック（各25g）
しいたけ…3枚

A だし汁…350㎖
　酒…大さじ1
　薄口しょうゆ…大さじ½
　塩…少々
みつば…適量

**作り方**

1 鶏ささみは1㎝厚さのそぎ切りにして酒少々（分量外）をふっておく。

2 きのこは石づきを除き、しめじはほぐし、しいたけは薄切り、えのきだけは半分に切っておく。

3 鍋にAを煮立て、1を加えて火を通す。2を加えてふたをし、火を通す。器に盛り、みつばを添える。

低カロリー

エネルギー 90kcal　糖質 2.9g　塩分 1.4g

# 鶏ささみ

休日は作りおき

**作りおきポイント**

にんにくの芽には、たんぱく質とともに骨を丈夫にするカルシウムが含まれています。レンジ蒸しにすることでほくほくとした食感に！黒こしょう炒めの鶏肉は片栗粉をまぶして調味料のからみをアップ。

---

かんたん

にんにくの芽は蒸すとほくほく食感に

## ささみとにんにくの芽の香味蒸し

たんぱく質 **25.2g**

**材料（4人分）**

鶏ささみ（筋なし）…8本（400g）
にんにくの芽…1束（100g）
長ねぎ（みじん切り）…½本分
塩、こしょう…各少々
A　しょうゆ…大さじ2
　　みりん、ごま油…各大さじ1

**作り方**

**1** 鶏ささみはひと口大に切り、塩、こしょうをふる。にんにくの芽は4cm長さに切る。

**2** 耐熱容器に長ねぎ、1、Aを入れて混ぜ、ふんわりとラップをして電子レンジで5分ほど加熱する。

**3** 取り出してよく混ぜ、同様に3分加熱する。

冷蔵 **3**日
冷凍 **2**週間

エネルギー **169kcal**　糖質 5.1g　塩分 1.5g

---

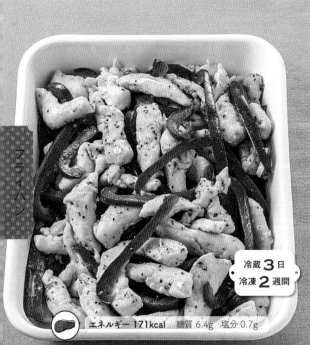

フライパン

片栗粉をまぶしてやわらかさキープ

## ささみとパプリカの黒こしょう炒め

たんぱく質 **24.4g**

**材料（4人分）**

鶏ささみ（筋なし）
　…8本（400g）
パプリカ（赤）…1個
片栗粉…適量
サラダ油…大さじ1

A　酒…大さじ2
　　鶏ガラスープの素
　　　…小さじ1
　　塩…小さじ¼
粗びき黒こしょう…適量

**作り方**

**1** 鶏ささみは半分の長さの細切りにし、片栗粉をまぶす。パプリカは細切りにする。

**2** フライパンにサラダ油を中火で熱し、1の鶏ささみを炒める。肉の色が変わったら、パプリカを加えて炒め合わせる。

**3** パプリカに火が通ったら、A、粗びき黒こしょうを多めにふって混ぜ合わせる。

エネルギー **171kcal**　糖質 6.4g　塩分 0.7g

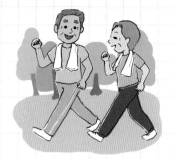

## 平日は帰ってラク早！

\ ヘルシー /

うま辛だれでごはんがすすむ

# ささみと蒸しなすの韓国風

**たんぱく質 15.9g**

調理時間 **12**分

レンチン

**材料(2人分)**

**鶏ささみ(筋なし)…3本(150g)**
なす…2本
香菜(ざく切り)…適量
塩、酒…各少々

A しょうゆ…大さじ1と½
　 すりごま(白)、ごま油…各大さじ½
　 おろしにんにく、赤唐辛子(種を除いてみじん切り)
　 　…各少々

**作り方**

1 なすは縦に4本切り込みを入れてラップに1本ずつ
　 包む。鶏ささみは耐熱容器に入れて、塩、酒をふっ
　 てラップをする。

2 1を電子レンジで4分加熱する。鶏ささみを取り出
　 し、なすはさらに2分加熱する。

3 2をそれぞれ食べやすい大きさに手でさき、香菜を
　 加え、混ぜ合わせたAであえる。

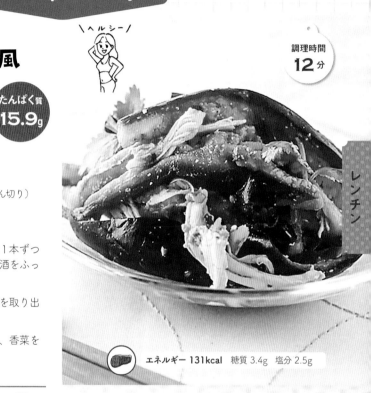

エネルギー **131kcal** 糖質 3.4g 塩分 2.5g

---

食べやすいサイズでお子様にも

# ささみのコロコロサラダ

**たんぱく質 16.3g**

調理時間 **10**分

**材料(2人分)**

**鶏ささみ(筋なし)…3本(150g)**
きゅうり…1本
トマト…½個
酒…少々
ごまだれ(市販)…大さじ3

**作り方**

1 鶏ささみは酒を加えた熱湯でゆで、1cm角に切る。

2 きゅうり、トマトは1cm角に切る。

3 1、2を混ぜ合わせ、ごまだれであえて器に盛る。

超スピード

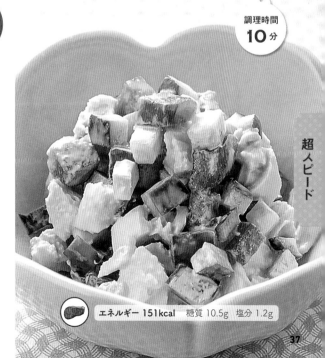

エネルギー **151kcal** 糖質 10.5g 塩分 1.2g

# 鶏手羽肉

**作りおきポイント**

手羽元をコーラで煮ると圧力鍋がなくてもホロホロとやわらかに。にんにくが効いたスパイシー揚げはガッツリ食べたいときのおすすめメニュー。冷めてもおいしいからお弁当のおかずにもぴったりです。

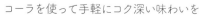

**休日は作りおき**

かんたん

コーラを使って手軽にコク深い味わいを
## 手羽元と大根のコーラ煮

たんぱく質 **20.8**g

**材料（4人分）**

**鶏手羽元…12本**
大根…¼本
サラダ油…大さじ1
A｜コーラ…2カップ
　｜しょうゆ…大さじ4
　｜酒…大さじ2

**作り方**

**1** 大根は2cm幅のいちょう切りにし、耐熱容器に入れてふんわりとラップし、電子レンジで4分ほど加熱する。

**2** 鍋にサラダ油を中火で熱し、鶏手羽元を入れてこんがりと焼く。

**3** 焼き色がついたら1、Aを加えて煮立て、アクを除いて、ときどき煮汁をかけながら煮汁が半分になるまで煮詰める。

冷蔵 **3** 日
冷凍 **2** 週間

エネルギー 304kcal　糖質 13.0g　塩分 2.4g

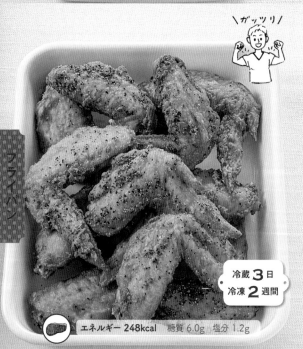

ガッツリ

フライパン

冷めてもカリカリ食感続く！
## 手羽先のスパイシー揚げ

たんぱく質 **16.4**g

**材料（4人分）**

**鶏手羽先…12本**
A｜粗びき黒こしょう…小さじ1
　｜塩…小さじ⅔
　｜ガーリックパウダー…小さじ½
小麦粉、サラダ油…各適量

**作り方**

**1** 鶏手羽先はフォークで数か所穴をあけ、混ぜ合わせたAをよくすり込み、小麦粉をまぶす。

**2** フライパンに多めのサラダ油を中火で熱し、1をこんがりと揚げ焼きにする。

冷蔵 **3** 日
冷凍 **2** 週間

エネルギー 248kcal　糖質 6.0g　塩分 1.2g

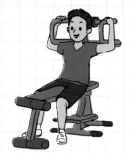

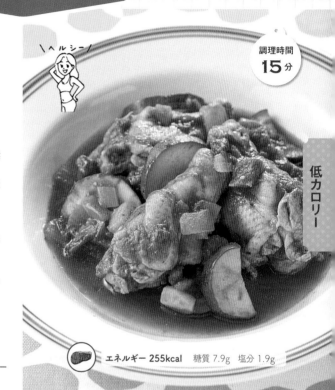
ボリュームおかずがレンジで速攻！

# 手羽元の
# レンチンカチャトーラ

**たんぱく質 21.2g**

### 材料（2人分）

**鶏手羽元…6本**
玉ねぎ…½個
ズッキーニ…½本
塩、こしょう…各少々

**A** カットトマト缶
　…½缶（200g）
　顆粒コンソメスープの素
　…小さじ1
　ハーブソルト…小さじ¼

### 作り方

1 鶏手羽元は骨に沿って切り込みを入れ、塩、こしょうをふる。玉ねぎは1cm角に切り、ズッキーニは半月切りにする。

2 耐熱容器にAを混ぜ、1を加えてよく混ぜる。ふんわりとラップをして電子レンジで5分加熱する。

3 取り出して混ぜ、同様に4分ほど加熱する。

〈ヘルシー〉

**調理時間 15分**

低カロリー

エネルギー **255kcal**　糖質 7.9g　塩分 1.9g

---

一風変わった手羽先揚げ

# 手羽先とゴーヤの
# ゆずこしょう風味

**たんぱく質 17.1g**

### 材料（2人分）

**鶏手羽先…6本**
ゴーヤ…¼本

**A** しょうゆ…大さじ1と½
　酢、酒…各大さじ1
　ゆずこしょう、みりん…各大さじ½
　おろしにんにく、おろししょうが…各小さじ½
片栗粉、サラダ油…各適量

### 作り方

1 鶏手羽先は、フォークで数か所穴をあけ、Aをよくもみこんで5分おく。

2 ゴーヤは種とわたを除いて薄い輪切りにし、水けをよくふく。

3 1、2に片栗粉をまぶす。フライパンに多めのサラダ油を熱し、それぞれこんがりと揚げ焼きにする。

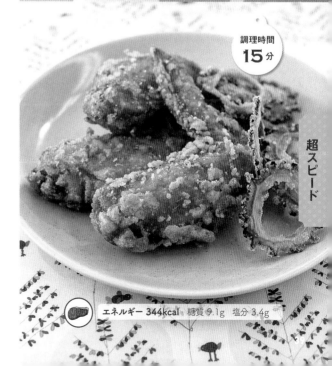

**調理時間 15分**

超スピード

エネルギー **344kcal**　糖質 9.1g　塩分 3.4g

# 鶏手羽肉

作りおきポイント

鶏手羽肉は骨に沿って切り込みを入れると火の通りが良く、味の染み込みもアップ！ どちらも仕上げに煮からめると、たれがよくからまってツヤツヤに。時間が経ってもおいしさが続きます。

## 休日は作りおき

かんたん

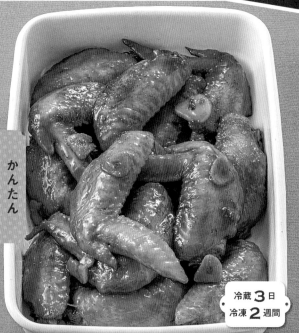

冷蔵 **3** 日
冷凍 **2** 週間

エネルギー 277kcal　糖質 7.8g　塩分 2.1g

つやつやに煮からめて

### 手羽先のにんにくじょうゆ煮

たんぱく質 **16.8**g

**材料(4人分)**

**鶏手羽先…12本**
にんにく(薄切り)…2片分
塩、こしょう…各少々
サラダ油…大さじ1
A｜水…250㎖
　｜しょうゆ、酒、砂糖…各大さじ3
　｜酢…大さじ2

**作り方**

**1** 鶏手羽先は骨に沿って切り込みを入れ、塩、こしょうをふる。

**2** 鍋にサラダ油、にんにくを入れて熱し、香りが立ったら **1** を中火でこんがりと焼く。

**3** 焼き色がついたら **A** を加えて煮立て、弱火にして15分ほど煮る。火が通ったら強火にして照りが出るまで煮詰める。

---

ガッツリ

冷凍にぴったり

冷蔵 **3** 日
冷凍 **3** 週間

エネルギー 273kcal　糖質 5.5g　塩分 2.3g

熱々を豪快にかぶりついて！

### 手羽元のしょうが焼き

たんぱく質 **20.3**g

**材料(4人分)**

**鶏手羽元…12本**
A｜しょうが(すりおろし)…2片分
　｜しょうゆ…大さじ3
　｜みりん…大さじ2
　｜酒…大さじ1
サラダ油…大さじ1

**作り方**

**1** 鶏手羽元は骨に沿って切り込みを入れ、**A** をもみ込んで10分ほど漬ける。

**2** フライパンにサラダ油を中火で熱し、たれをぬぐった **1** を加えてこんがりと焼く(たれは残しておく)。

**3** 火が通ったらたれを加えて煮からめる。

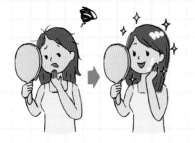

## 平日は帰ってラク早！

レンチンしてから焼くのが上手に作るコツ

# 鶏のエスニック焼き

**たんぱく質 20.4g**

### 材料（2人分）

**鶏手羽元…6本**

A ┃ ナンプラー…大さじ1
　┃ 砂糖、レモン汁…各大さじ½
　┃ おろしにんにく…小さじ½
　┃ 赤唐辛子（種を除いて小口切り）、
　┃ 　こしょう…各少々

レモン（くし形切り）、
　サニーレタス…各適量

### 作り方

1 鶏手羽元はフォークで数か所穴をあける。

2 耐熱容器に1、Aを入れてよくもみ、5分ほどおいたらラップをして電子レンジで5分加熱する。

3 2を天板に並べ、オーブントースターに入れて焼き色がつくまで焼く。器に盛ってレモン、サニーレタスを添える。

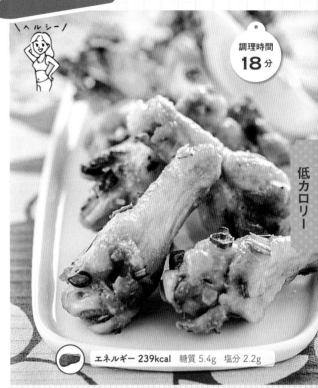

\ヘルシー/

調理時間 **18**分

低カロリー

エネルギー **239kcal**　糖質 5.4g　塩分 2.2g

---

揚げたてを漬けこめば味が染み込む

# 手羽先の甘辛揚げ

**たんぱく質 18.6g**

### 材料（2人分）

**鶏手羽先…6本**

玉ねぎ…⅛個
塩、こしょう…各少々
片栗粉、サラダ油…各適量

A ┃ しょうゆ…¼カップ
　┃ 砂糖…大さじ3
　┃ 酒、ごま油…各大さじ1
　┃ いりごま（白）…大さじ½

### 作り方

1 鶏手羽先は塩、こしょうをふり、片栗粉をまぶす。フライパンにサラダ油を多めに熱し、中火でこんがりと揚げ焼きにする。

2 玉ねぎはすりおろし、バットにAとともに混ぜ合わせる。1を熱いうちに加えてからめる。

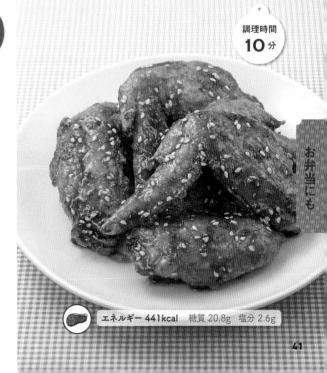

調理時間 **10**分

お弁当にも

エネルギー **441kcal**　糖質 20.8g　塩分 2.6g

41

# 鶏レバー・砂肝

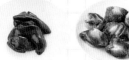

## 休日は**作りおき**

**かんたん**

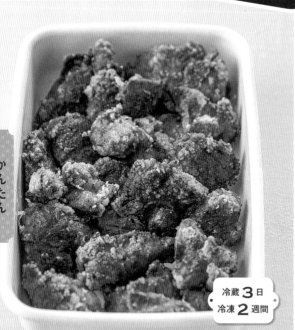

レバーが苦手な人でも食べやすい！

## 鶏レバーの カレー風味竜田揚げ

たんぱく質 **19.7**g

**材料**（4人分）

**鶏レバー…400g**

A | しょうゆ…大さじ2
　| 酒、みりん…各大さじ1
　| カレー粉…小さじ1
　| おろししょうが…小さじ¼

片栗粉、サラダ油…各適量

**作り方**

**1** 鶏レバーは余分な脂身を除いてひと口大に切り、流水で繰り返しよく洗い、水けをふく。

**2** 混ぜ合わせたAに1を加え、10分ほど漬ける。

**3** フライパンに多めのサラダ油を中火で熱し、2のたれをぬぐって片栗粉をまぶし、こんがりと揚げ焼きにする。

冷蔵 **3**日
冷凍 **2**週間

 エネルギー **188kcal** 糖質 7.7g 塩分 1.6g

---

鉄分と食物繊維がしっかりとれる

## 鶏レバーと きのこの豆板醤炒め

たんぱく質 **20.7**g

**材料**（4人分）

**鶏レバー…400g**
しめじ、まいたけ
　…各1パック（各100g）
長ねぎ…½本
サラダ油…大さじ1
豆板醤…大さじ½

A | しょうゆ、みりん
　| …各大さじ1
　| オイスターソース
　| …大さじ½

**作り方**

**1** 鶏レバーは余分な脂身を除いてひと口大に切り、流水で繰り返しよく洗い、水けをふく。きのこは石づきを除いてほぐし、長ねぎは1cm厚さの斜め切りにする。

**2** フライパンにサラダ油、豆板醤を中火で熱し、香りが立ったら1の鶏レバーを加えて炒める。

**3** 火が通ったら残りの1を加えて炒め、混ぜ合わせたAを加えて炒め合わせる。

**フライパン**

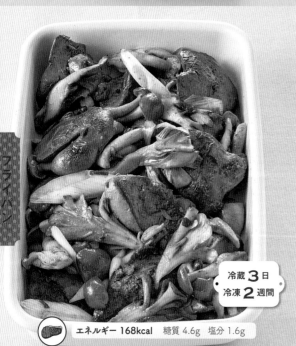

冷蔵 **3**日
冷凍 **2**週間

エネルギー **168kcal** 糖質 4.6g 塩分 1.6g

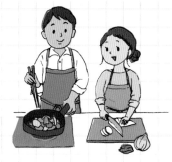

## 平日は帰ってラク早!

セロリの香りでさっぱり食べやすい!

# 砂肝とセロリの黒こしょう炒め

**たんぱく質 19.4g**

\ヘルシー/

**調理時間 15分**

低カロリー

### 材料(2人分)

**鶏砂肝**…350g
セロリ(葉つき)…1本
にんにく(みじん切り)
　…1片分
塩…小さじ⅓
酒…小さじ1

粗びき黒こしょう…適量
オリーブオイル…大さじ½
**A** ｜ 酒…大さじ1
　　｜ しょうゆ…小さじ2
　　｜ 砂糖…小さじ½
レモン(くし形切り)…適量

### 作り方

1 鶏砂肝は白い部分をそぎ落とし、3〜4か所に切り込みを入れて塩、酒をふる。

2 セロリは茎は1cm長さの斜め切りに、葉はざく切りにする。

3 フライパンににんにく、オリーブオイルを入れて中火にかけ、香りが立ったら1を加えて炒める。セロリの茎、**A**を加えて汁けが少なくなるまで炒める。セロリの葉、粗びき黒こしょうを加えてさっと炒め、器に盛ってレモンを添える。

エネルギー 162kcal 糖質 4.9g 塩分 2.1g

---

コリコリした食感とスパイスの香りが楽しい

# 砂肝のスパイス炒め

**たんぱく質 19.0g**

**調理時間 15分**

お弁当にも

### 材料(2人分)

**鶏砂肝**…350g
ししとう…6本
塩、こしょう…各少々
酒、サラダ油
　…各大さじ1

**A** ｜ チリパウダー…小さじ2
　　｜ おろしにんにく…小さじ½
　　｜ 塩…小さじ¼
　　｜ こしょう…少々

### 作り方

1 鶏砂肝は白い部分をそぎ落とし、3〜4か所に切り込みを入れて塩、こしょうをふる。ししとうは楊枝で数か所穴をあける。

2 フライパンにサラダ油を中火で熱し、1の鶏砂肝を炒め、酒をふってふたをして、5分ほど蒸し焼きにする。

3 2にししとう、**A**を加えて炒め合わせる。

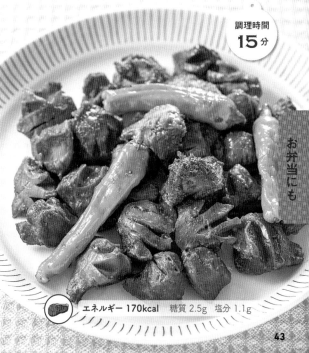

エネルギー 170kcal 糖質 2.5g 塩分 1.1g

# 豚こま切れ肉

**作りおきポイント**

代謝に関わるビタミンB₁が豊富な豚肉。脂が気になるときは赤身の多いこま切れ肉を選ぶのがおすすめ。屋台風はウスターソースが効いて子どもも大好きな味。野菜も一緒にとれる作りおきです。

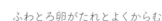

**休日は 作りおき**

かんたん

---

ふわとろ卵がたれとよくからむ

## こっくり豚玉

たんぱく質 **20.2g**

**材料（4人分）**

**豚こま切れ肉…300g**
豆苗…1パック（100g）
サラダ油…大さじ2
A｜溶き卵…2個分
　｜塩、こしょう…各少々
B｜オイスターソース…大さじ2
　｜マヨネーズ…大さじ1

**作り方**

**1** 豚肉は大きければ食べやすく切る。豆苗は根元を除いて半分の長さに切る。

**2** フライパンに半量のサラダ油を中火で熱し、Aを大きくかき混ぜながら半熟状になるまで炒め、一度取り出す。

**3** 同じフライパンに残りのサラダ油を熱し、1の豚肉を炒める。色が変わったら2、豆苗を炒め、混ぜ合わせたBを加えて炒め合わせる。

冷蔵 **3**日
冷凍 **2**週間

エネルギー 267kcal　糖質 2.1g　塩分 1.4g

---

冷凍にぴったり

たっぷり野菜がうれしい

## 豚こまの屋台風炒め

たんぱく質 **19.3g**

**材料（4人分）**

**豚こま切れ肉…350g**
キャベツ…大4枚（200g）
玉ねぎ…½個
にんじん…⅓本
紅しょうが…40g
サラダ油…大さじ1

A｜ウスターソース
　｜　…大さじ3
　｜しょうゆ…大さじ1
　｜こしょう…少々
青のり…適量

**作り方**

**1** 豚肉は大きければ食べやすく切る。キャベツはざく切り、にんじんは短冊切り、玉ねぎは繊維を断つように1cm厚さに切る。

**2** フライパンにサラダ油を中火で熱し、1の豚肉を炒める。色が変わったら残りの1を加えて炒める。

**3** 野菜に油がまわったら、Aを加えて炒め合わせ、紅しょうがを加えて混ぜ、青のりをふる。

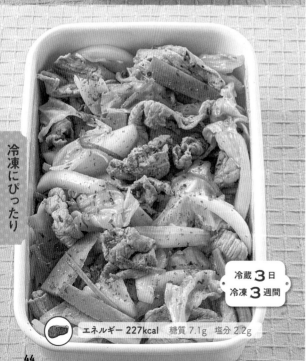

冷蔵 **3**日
冷凍 **3**週間

エネルギー 227kcal　糖質 7.1g　塩分 2.2g

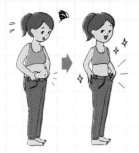

## 平日は帰ってラク早！

### レタスは最後に加えて食感をいかして
# 豚こまとレタスの さっと煮

たんぱく質 **20.6**g

＼ヘルシー／

調理時間 **12**分

低カロリー

**材料（2人分）**

**豚こま切れ肉…200g**
レタス…½玉
しめじ…½パック（50g）
A だし汁…1カップ
　 みりん、薄口しょうゆ…各大さじ1
　 塩…小さじ¼
七味唐辛子…少々

**作り方**

1 豚肉は大きければ食べやすく切り、しめじは石づきを除いてほぐす。

2 レタスは洗って手で大きめにちぎり、水けをきる。

3 鍋に1、Aを入れて煮立て、肉に火が通ったら2を加えてさっと煮て火を止め、軽く混ぜる。器に盛り、七味唐辛子をふる。

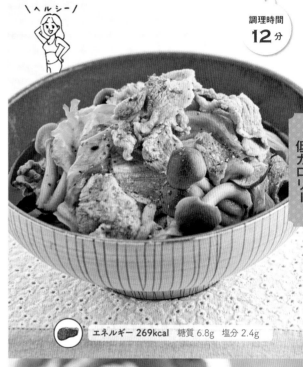

エネルギー **269kcal** 糖質 6.8g 塩分 2.4g

### 豚肉とあんがとろっとよくからむ
# 豚肉ときゅうりの甘酢あん

たんぱく質 **20.9**g

調理時間 **10**分

超スピード

**材料（2人分）**

**豚こま切れ肉…200g**
きゅうり…1本
大根…5cm
サラダ油…大さじ1と½

A 水…1カップ
　 酢…大さじ2
　 砂糖…大さじ1と½
　 しょうゆ…大さじ1
　 鶏ガラスープの素
　 　…小さじ1
水溶き片栗粉…適量

**作り方**

1 豚肉は大きければ食べやすく切る。

2 大根は1cm厚さのいちょう切りにする。きゅうりはめん棒などでたたいて食べやすい大きさに割る。

3 フライパンにサラダ油を熱し、1を炒めて色が変わったら2を加え、さっと炒め合わせ、Aを加えてふたをする。強火で3分ほど煮たら、水溶き片栗粉でとろみをつける。

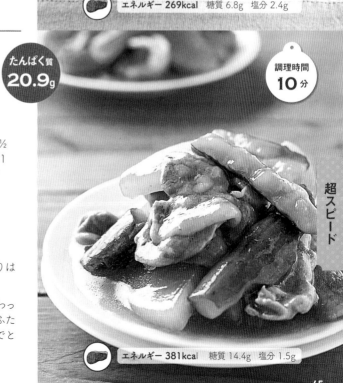

エネルギー **381kcal** 糖質 14.4g 塩分 1.5g

# 豚こま切れ肉

**作りおきポイント**

バターで豚肉を炒めるとコクがアップ。はちみつがトマトの酸味をまろやかにします。天かす炒めは野菜の水分を天かすが吸って時間が経っても水っぽくなりません。天かすの風味がうまみを引き立てます。

かんたん

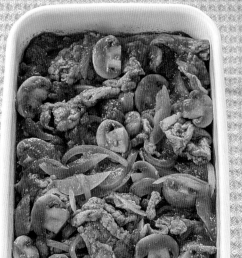

冷蔵 **3**日
冷凍 **2**週間

エネルギー 272kcal 糖質 15.8g 塩分 1.1g

---

パスタソースとしても GOOD！

## 豚こまのトマトクイック煮

たんぱく質 **20.2**g

**材料**(4人分)

**豚こま切れ肉**…350g
玉ねぎ…1個
マッシュルーム…1パック（100g）
バター…20g
ホールトマト缶…1缶（400g）
A｜はちみつ…大さじ2
　｜顆粒コンソメスープの素…大さじ½
　｜塩…小さじ¼
　｜こしょう…少々

**作り方**

1 豚肉は大きければ食べやすく切る。玉ねぎは薄切り、マッシュルームは半分に切る。

2 フライパンにバターを溶かし、中火で豚肉と玉ねぎを炒める。

3 肉の色が変わったらつぶしたホールトマト缶、マッシュルーム、**A**を加えて8〜10分ほど煮る。

---

天かすで味染みウマウマ

## 豚肉と野菜の天かす炒め

たんぱく質 **20.0**g

**材料**(4人分)

**豚こま切れ肉**…350g
ししとう…16本
もやし…1パック
天かす…20g
サラダ油……大さじ1
A｜しょうゆ…大さじ2
　｜酒、砂糖…各大さじ1

**作り方**

1 豚肉は大きければ食べやすく切る。ししとうは楊枝で数か所穴をあける。

2 フライパンにサラダ油を中火で熱し、豚肉を炒める。色が変わったらししとう、もやしを加える。

3 野菜がしんなりとしたら混ぜ合わせた**A**、天かすを加えてさっと炒め合わせる。

フライパン

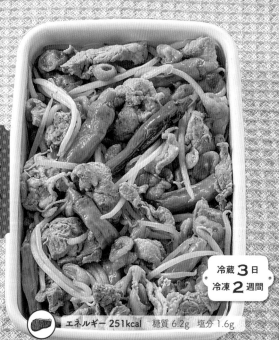

冷蔵 **3**日
冷凍 **2**週間

エネルギー 251kcal 糖質 6.2g 塩分 1.6g

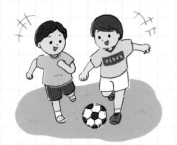

## 平日は帰ってラク早！

下味をよくもみ込むことがおいしさの秘けつ

# 豚こまレンチンBBQ炒め

たんぱく質
**22.2**g

**材料**（2人分）

**豚こま切れ肉**…200g
玉ねぎ…½個
しめじ…½パック（50g）
にんじん…⅙本
**A** トマトケチャップ…大さじ2
　　中濃ソース…大さじ1
　　はちみつ…大さじ½
　　しょうゆ…小さじ½

**作り方**

**1** ボウルに**A**を混ぜ合わせ、豚肉を加えてよくもみ 込む。にんじんは短冊切り、玉ねぎは1cm厚さのく し形切りにする。しめじは石づきを除いてほぐす。

**2** 耐熱容器に**1**の野菜、豚肉の順にのせる。ふんわり とラップをして電子レンジで5分加熱する。

**3** 取り出してよく混ぜ、同様に1〜2分加熱する。

レンチン

調理時間
**15**分

エネルギー **260kcal**　糖質 16.6g　塩分 1.4g

---

ころころサイズで食べやすい

# オイスター豚こまから揚げ

たんぱく質
**21.6**g

**材料**（2人分）

**豚こま切れ肉**…200g
**A** オイスターソース、酒…各大さじ1
　　しょうゆ…大さじ½
　　おろししょうが…小さじ½
片栗粉、サラダ油…各適量
レモン（くし形切り）…適量

**作り方**

**1** ポリ袋に豚肉、**A**を入れてよくもみ込む。

**2** **1**をひと口大に丸め、片栗粉をまぶす。

**3** フライパンに多めのサラダ油を中火で熱し、**2**を加 えて転がしながらこんがりと揚げ焼きにし、器に 盛ってレモンを添える。

調理時間
**10**分

お弁当にも

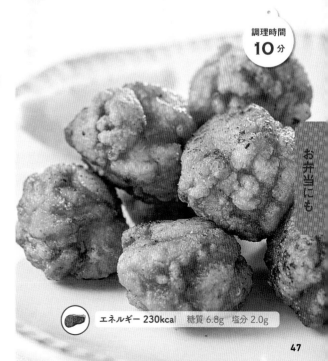

エネルギー **230kcal**　糖質 6.8g　塩分 2.0g

# 豚こま切れ肉

休日は 作りおき

**作りおきポイント**
ナンプラーが豚肉と野菜をうまくまとめます。レモン汁も加えてアジア風の作りおきに! 南蛮漬けには、ひと口大に丸めたこま切れ肉で食べごたえアップ。すし酢を使えば、漬け汁もかんたんに作れます。

かんたん

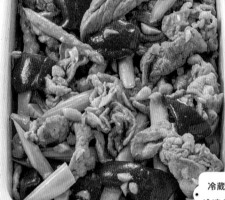

冷蔵 **3**日
冷凍 **2**週間

エネルギー 248kcal　糖質 6.4g　塩分 2.3g

たまには気分を変えてアジアンに♪

## 豚肉とアスパラの エスニック炒め

たんぱく質 **21.1**g

**材料(4人分)**

豚こま切れ肉…350g
グリーンアスパラガス
　…8本
パプリカ(赤)…½個
塩、こしょう…各少々
サラダ油…大さじ1

A｜ナンプラー…大さじ2
　｜砂糖…大さじ1と½
　｜レモン汁…大さじ1
ピーナッツ…20g

**作り方**

**1** 豚肉は大きければ食べやすく切り、塩、こしょうをふる。アスパラガスは1cm長さの斜め切り、パプリカは乱切りにする。

**2** フライパンにサラダ油を中火で熱し、**1**の豚肉を炒める。色が変わったら残りの**1**を加えて炒める。

**3** 野菜に油がまわったら混ぜ合わせた**A**を加えて炒め合わせ、砕いたピーナッツを加える。

できたても、味が染みた翌日もおいしい

## 豚こま南蛮漬け

たんぱく質 **19.4**g

**材料(4人分)**

豚こま切れ肉…350g
玉ねぎ…1個
にんじん…⅓本
A｜おろしにんにく
　｜　…小さじ¼
　｜塩、こしょう…各少々

小麦粉…適量
B｜すし酢…½カップ
　｜しょうゆ…大さじ2
　｜赤唐辛子
　｜　(種を除く)…1本
サラダ油…適量

**作り方**

**1** 豚肉は**A**をもみ込み、ひと口大に丸めて小麦粉をまぶす。玉ねぎは薄切り、にんじんは細切りにし、混ぜ合わせた**B**に漬ける。

**2** フライパンに多めのサラダ油を中火で熱し、**1**の豚肉をこんがりと揚げ焼きにする。

**3** 熱いうちに**1**の漬け汁に漬けて、しばらくおいて味をなじませる。

フライパン

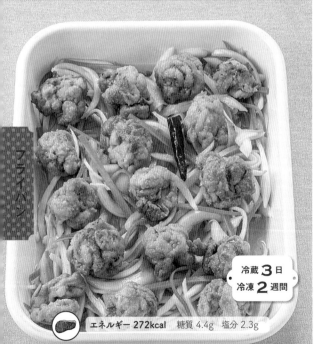

冷蔵 **3**日
冷凍 **2**週間

エネルギー 272kcal　糖質 4.4g　塩分 2.3g

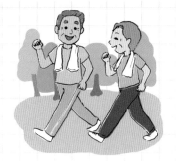

## 平日は帰ってラク早！

肉と甘栗の相性がバツグン！

# 豚肉と甘栗の
# オイスターソース炒め

たんぱく質
**21.7g**

調理時間
**10分**

超スピード

**材料（2人分）**

**豚こま切れ肉…200g**
むき甘栗…10粒
さやいんげん…4本
酒…大さじ1
片栗粉…適量
ごま油…大さじ1と½

**A** ｜ オイスターソース、
　　　酒、しょうゆ
　　　…各大さじ1
　　　砂糖…小さじ1
くこの実（あれば）…大さじ1

**作り方**

**1** 豚肉は食べやすく切り、酒をふって片栗粉をまぶす。

**2** さやいんげんは筋を除き、3等分に切って熱湯で
　　さっとゆでる。

**3** フライパンにごま油を熱し、香りが立ったら**1**を加
　　え、色が変わるまで炒める。むき甘栗、**A**を加えて
　　汁けがなくなるまで煮からめ、**2**を加える。器に盛
　　り、くこの実を散らす。

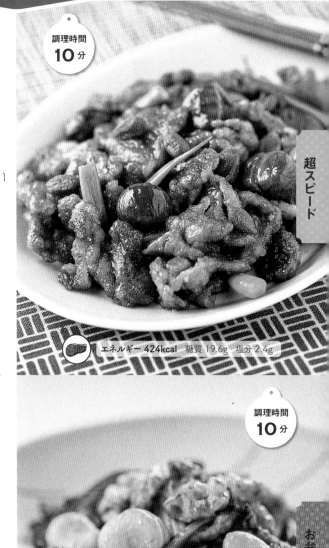

 エネルギー **424kcal**　糖質 19.6g　塩分 2.4g

---

ホクホクしたそら豆とピリ辛のみそが合う！

# 豚肉とそら豆の
# 辛みそ炒め

たんぱく質
**24.2g**

調理時間
**10分**

お弁当にも

**材料（2人分）**

**豚こま切れ肉…200g**
そら豆（冷凍・さやなし）
　…80g
ピーマン（赤）…1個
塩、こしょう…各少々
片栗粉…小さじ1

にんにく、しょうが
（みじん切り）…各1片分
サラダ油…大さじ1

**A** ｜ 酒…大さじ1と½
　　　甜麺醤…小さじ2
　　　豆板醤…小さじ½

**作り方**

**1** 豚肉は塩、こしょうをふり、片栗粉をまぶす。

**2** そら豆は解凍し、熱湯で塩ゆでして薄皮をむく。ピー
　　マンは細切りにする。

**3** フライパンににんにくとしょうが、サラダ油を入れ
　　て熱し、香りが立ったら**1**を加えて炒める。色が変
　　わったら**2**、合わせた**A**を加えて強火で炒め合わせる。

エネルギー **382kcal**　糖質 14.3g　塩分 1.4g

# 豚薄切り肉

## 休日は 作りおき

\ヘルシー/

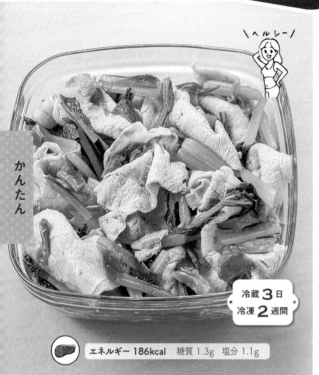

かんたん

冷蔵 **3** 日
冷凍 **2** 週間

**エネルギー 186kcal** 　糖質 1.3g 　塩分 1.1g

運動後にもオススメのほどよい塩け

# 豚しゃぶと小松菜の
# ザーサイあえ

たんぱく質
**19.3**g

**材料（4人分）**

**豚ロースしゃぶしゃぶ用肉…350g**

小松菜…1束
ザーサイ…40g
ポン酢しょうゆ…大さじ1
ラー油…小さじ1

**作り方**

**1** 小松菜は塩ゆでし、水にさらして水けを絞り、3cm
長さに切る。同じ湯で豚肉をゆで、水けをきる。

**2** ザーサイはざく切りにし、ボウルに入れて1、ポン
酢しょうゆ、ラー油を加えて混ぜ合わせる。

---

バターとみそでこくうまに仕上げて

# 豚肉のごまちゃんちゃん焼き風

たんぱく質
**20.0**g

**材料（4人分）**

**豚ロース薄切り肉…350g**

キャベツ…¼個（250g）
ピーマン…2個
にんじん…⅓本
塩、こしょう…各少々
バター…15g
**A** みそ、みりん…各大さじ3
　 すりごま（白）…大さじ1
　 砂糖…小さじ2
　 しょうゆ…小さじ1

**作り方**

**1** 豚肉は塩、こしょうをふる。キャベツはざく切り、
にんじんは短冊切り、ピーマンは乱切りにする。

**2** フライパンにバターを溶かし、1の野菜をざっと混
ぜ合わせて広げる。豚肉を重ならないように並べ、
**A**を回しかける。ふたをして7〜8分蒸し焼きにする。

冷凍にぴったり

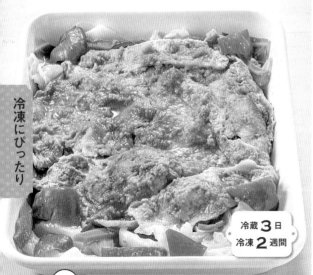

冷蔵 **3** 日
冷凍 **2** 週間

**エネルギー 353kcal** 　糖質 13.1g 　塩分 2.2g

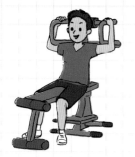

手軽な蒸し料理

# 豚肉のロールキャベツ

たんぱく質 **20.6g**

調理時間 **15**分

**材料（2人分）**

豚ロース薄切り肉…200g
キャベツ…4枚
塩、こしょう…各少々

A｜湯…1と½カップ
　｜顆粒コンソメスープの素
　｜　…小さじ2
　｜塩…少々

**作り方**

1　キャベツは芯をそぎ落とし、耐熱容器に入れてラップをし、電子レンジで2分半ほど加熱する。

2　1のキャベツ1枚に塩、こしょうをふった豚肉を半量並べ、その上にキャベツをもう1枚のせて巻き、楊枝で数か所留める。同様にもう1つ作る。

3　耐熱容器に2を並べ、Aを全体にかかるように注ぐ。ラップをして電子レンジで7〜8分加熱し、食べやすい大きさに切り分けていただく。

レンチン

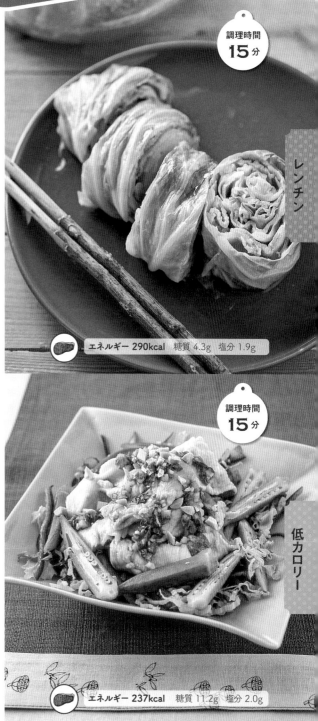

エネルギー **290kcal**　糖質 4.3g　塩分 1.9g

---

香ばしいピーナッツがさっぱりたれとマッチ

# 豚しゃぶとオクラの香味ドレッシング

たんぱく質 **19.1g**

調理時間 **15**分

**材料（2人分）**

豚ももしゃぶしゃぶ用肉
　…160g
オクラ…6本
サニーレタス…2枚
ピーマン（赤）…1個
青じそ（みじん切り）…2枚分
みょうが（みじん切り）…1個分

片栗粉…適量

A｜黒酢…大さじ2
　｜しょうゆ
　｜　…大さじ1と½
　｜砂糖…小さじ2
　｜ごま油…小さじ1
ピーナッツ…適量

**作り方**

1　豚肉は片栗粉をまぶして熱湯でさっとゆで、冷水にとって水けをふく。オクラは塩ゆでし、縦半分に切る。サニーレタス、ピーマンはせん切りにして水にさらし、水けをふく。

2　ボウルに青じそ、みょうが、Aを混ぜ合わせる。

3　器に1を盛り、砕いたピーナッツを散らして2をかける。

低カロリー

エネルギー **237kcal**　糖質 11.2g　塩分 2.0g

# 豚薄切り肉

**作りおきポイント**

ハーブカツは衣にバジルを混ぜ込んであるからソースなしでもおいしい！厚みがない分火の通りもスピーディーです。ピリ辛焼きは、巻き込んだ具材にたれが染み込み、冷凍してもジューシー感が残ります。

## 休日は作りおき

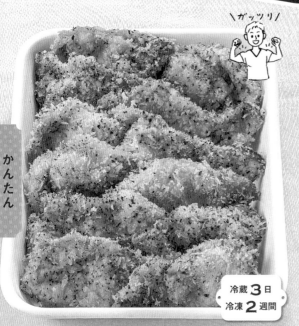

\ガッツリ/

かんたん

冷蔵 **3**日
冷凍 **2**週間

エネルギー 468kcal　糖質 20.2g　塩分 0.5g

カリッとサクッとジューシー！
### ひらひらハーブカツ

たんぱく質 **21.7**g

**材料(4人分)**
豚ロース薄切り肉…12枚(360g)
塩、こしょう…各少々
天ぷら粉、水…各大さじ4
**A** | パン粉…2カップ
　　 | バジル(乾燥)…大さじ2
サラダ油…適量

**作り方**

**1** 豚肉は筋切りをして塩、こしょうをふる。

**2** ボウルに天ぷら粉、水を入れて溶き、**1**をくぐらせて混ぜ合わせた**A**をまぶす。

**3** フライパンに多めのサラダ油を中火で熱し、**2**をこんがりと揚げ焼きにする。

---

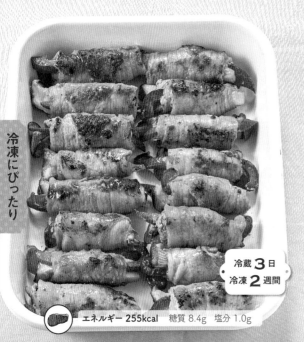

冷凍にぴったり

冷蔵 **3**日
冷凍 **2**週間

エネルギー 255kcal　糖質 8.4g　塩分 1.0g

エリンギを手でさいて味染みよく
### 豚巻き野菜のピリ辛焼き

**材料(4人分)**
豚もも薄切り肉…16枚(400g)
エリンギ…大2本
パプリカ(赤)…½個
小麦粉…適量
サラダ油…大さじ1
**A** | 焼肉のたれ(市販)…大さじ2
　　 | 豆板醤…小さじ½

たんぱく質 **22.5**g

**作り方**

**1** エリンギは根元を除いて手でさき、パプリカは細切りにする。

**2** 豚肉を広げて**1**を等分にのせて巻き、小麦粉をまぶす。全部で16個作る。

**3** フライパンにサラダ油を中火で熱し、**2**の巻き終わりを下にして並べ、転がしながら焼く。焼き色がついたら、混ぜ合わせた**A**を加えて煮からめる。

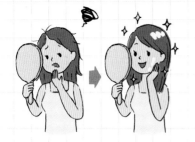

## 平日は帰ってラク早!

ガツンとパンチをきかせて

# にんにくだれの冷しゃぶやっこ

たんぱく質 **30.2g**

**材料（2人分）**

豚ももしゃぶしゃぶ用肉…200g
絹ごし豆腐…1丁（300g）
きゅうり…½本
酒…大さじ1

A | しょうゆ…大さじ2
ごま油…大さじ½
おろしにんにく…小さじ½

**作り方**

1 鍋に熱湯を沸かして酒を加え、豚肉をゆでて水けをふく。

2 豆腐は半分に切る。きゅうりはピーラーなどで縦に薄切りにする。

3 器に2を盛り、1をのせ、混ぜ合わせたAをかける。

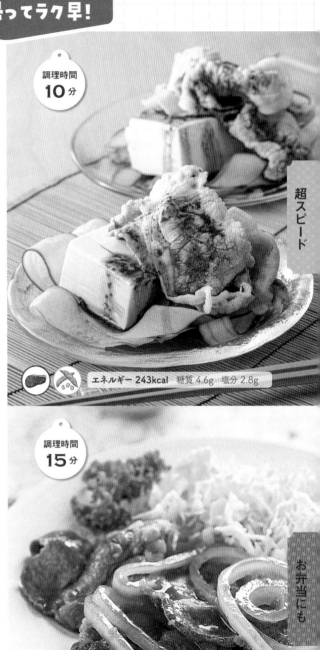

調理時間 **10分**

超スピード

エネルギー 243kcal　糖質 4.6g　塩分 2.8g

玉ねぎの甘みを味わって

# 玉ねぎたっぷりしょうが焼き

たんぱく質 **21.1g**

**材料（2人分）**

豚ロースしょうが焼き用肉…200g
玉ねぎ…½個
塩、こしょう…各少々
サラダ油…大さじ1

A | しょうゆ…大さじ1と½
酒、みりん…各大さじ1
おろししょうが…小さじ½

キャベツ（せん切り）…1枚分
パセリ…適量

**作り方**

1 玉ねぎは7〜8mm厚さの輪切りにし、ほぐしておく。

2 フライパンにサラダ油を熱し、豚肉、1を入れて両面こんがりと焼く。肉の色が変わったら、塩、こしょうをふり、合わせたAを回し入れて強火でからめる。

3 器に盛り、キャベツ、パセリを添える。

お弁当にも

エネルギー 380kcal　糖質 9.7g　塩分 2.6g

# 豚バラ薄切り肉

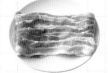

**作りおきポイント**

赤身と脂身が層になったバラ肉は高たんぱくだけど高カロリーでもある部位。気になる人はロース肉で代用してもよいでしょう。マスタード蒸しは豚肉から溶け出した脂でコクのある味わいに。

## 休日は 作りおき

かんたん

野菜と組み合わさったまろやかな酸味が美味

## 豚バラとキャベツの 粒マスタード蒸し

たんぱく質 **16.4**g

**材料(4人分)**
豚バラ薄切り肉…400g
キャベツ…¼個(250g)
ミニトマト…8～12個
A | 粒マスタード…大さじ3
白ワイン…大さじ1と½
塩…小さじ¼

**作り方**

**1** 豚肉は3cm長さに切り、キャベツはざく切りにする。ミニトマトは楊枝で数か所穴をあける。

**2** 耐熱容器にキャベツを敷いて、ミニトマト、豚肉を重ならないように広げてのせる。**A**をかけ、ふんわりとラップをして電子レンジで8分ほど加熱する。

**3** 粗熱がとれるまでレンジ内で蒸らし、取り出してよく混ぜ合わせる。

冷蔵 **3**日
冷凍 **2**週間

エネルギー 448kcal　糖質 5.6g　塩分 0.9g

冷凍にぴったり

食べごたえのある根菜炒め

## 豚バラ肉とれんこんの 甘辛炒め

たんぱく質 **16.2**g

**材料(4人分)**
豚バラ薄切り肉…400g
れんこん…1節(200g)
バター…10g
A | オイスターソース…大さじ2
しょうゆ…大さじ1
砂糖…小さじ1
小ねぎ(小口切り)…適量

**作り方**

**1** 豚肉は4cm長さに切り、れんこんは1cm幅のいちょう切りにする。

**2** フライパンにバターを溶かし、**1**を炒める。

**3** 肉の色が変わったら混ぜ合わせた**A**を加えて炒め合わせ、小ねぎを散らす。

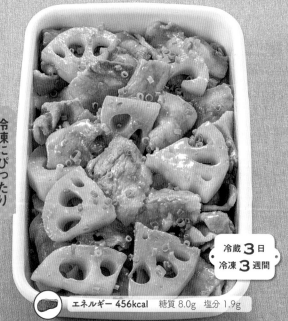

冷蔵 **3**日
冷凍 **3**週間

エネルギー 456kcal　糖質 8.0g　塩分 1.9g

## 平日は帰ってラク早！

肉のうまみが野菜に染み込む

# 豚肉と白菜の重ね蒸し

たんぱく質 **20.9g**

調理時間 **15分**

**材料（2人分）**
豚バラ薄切り肉…250g
白菜…6枚
にんじん…½本
塩、こしょう…各適量
**A** │ 酒、ごま油…各大さじ2
ポン酢しょうゆ…適量

**作り方**

**1** にんじんはピーラーで薄切りにする。

**2** 白菜、にんじん、豚肉の順に、塩、こしょうをふりながら2〜3回繰り返して重ねる。

**3** 2を4等分に切って耐熱容器に入れ、**A**を回しかけ、ふんわりとラップをして電子レンジで5〜6分加熱する。食べやすく切って器に盛り、お好みでポン酢しょうゆをつけていただく。

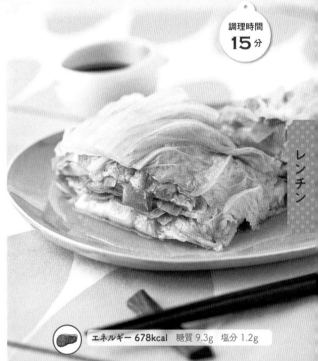

レンチン

エネルギー 678kcal　糖質 9.3g　塩分 1.2g

---

ごまだれは市販でOK！

# 豚となすのごまあえ

たんぱく質 **20.7g**

調理時間 **10分**

**材料（2人分）**
豚バラ薄切り肉…200g
なす…3本
**A** │ ごまだれ（市販）、すりごま（白）…各大さじ3
　　│ しょうゆ、酢…各大さじ½
サニーレタス（細切り）…3枚分
カイワレ菜（半分に切る）…⅛パック分

**作り方**

**1** なすは1本ずつラップで包み、電子レンジで5〜6分加熱する。粗熱がとれたら竹串を使って皮をむき、食べやすい大きさにさく。

**2** 豚肉は4〜5cm長さに切って熱湯でさっとゆで、冷水にとって水けをきる。ボウルに入れ、**1**、**A**とともにあえる。

**3** 器にサニーレタスを敷いて**2**を盛り、カイワレ菜を散らす。

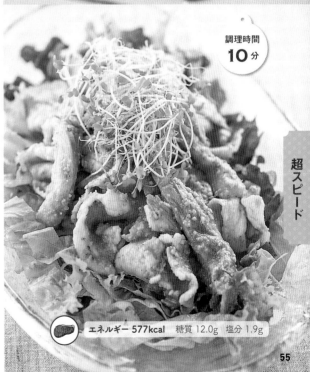

超スピード

エネルギー 577kcal　糖質 12.0g　塩分 1.9g

# 豚バラ薄切り肉

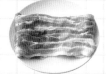

**作りおきポイント**

コチュジャン煮は、煮込む前に豚肉を炒めてほどよく脂を落とします。時間をおくと味がよく染み込むから作りおきにぴったり！チンゲン菜たっぷりのにんにく炒めは、元気になりたいときのガッツリメニュー。

## 休日は作りおき

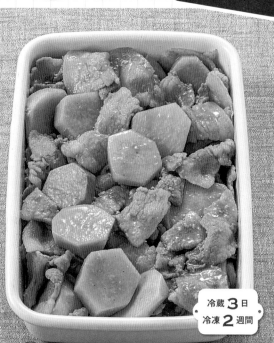

かんたん

冷蔵 **3** 日
冷凍 **2** 週間

エネルギー 479kcal　糖質 10.9g　塩分 1.6g

里いものとろみで満腹感がアップ

### 豚バラと里いもの コチュジャン煮

たんぱく質 **16.1**g

**材料(4人分)**

豚バラ薄切り肉…400g
里いも…4個
ごま油…大さじ1

A｜水…1カップ
　｜コチュジャン…大さじ2
　｜しょうゆ…大さじ1
　｜砂糖…大さじ½
　｜おろしにんにく
　｜　…小さじ¼

**作り方**

**1** 豚肉は3cm長さに切る。里いもは皮をむいてひと口大に切り、耐熱容器に入れてふんわりとラップをし、電子レンジで2分加熱する。

**2** 鍋にごま油を中火で熱し、豚肉を炒める。色が変わったらAを加えて煮立て、里いもを加えて弱めの中火で10分ほど煮る。

---

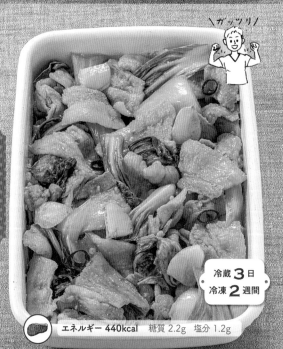

＼ガッツリ／

フライパン

冷蔵 **3** 日
冷凍 **2** 週間

エネルギー 440kcal　糖質 2.2g　塩分 1.2g

シャキシャキ食感をいかして

### 豚バラとチンゲン菜の にんにく炒め

たんぱく質 **15.4**g

**材料(4人分)**

豚バラ薄切り肉…400g
チンゲン菜…2株
にんにく(薄切り)…2片分
ごま油…大さじ1
赤唐辛子(種を除いて小口切り)
　…1本分

A｜しょうゆ…大さじ1
　｜酒…大さじ½
　｜鶏ガラスープの素
　｜　…小さじ1

**作り方**

**1** 豚肉は4cm長さに切り、チンゲン菜は茎はそぎ切り、葉はざく切りにする。

**2** フライパンにごま油、にんにく、赤唐辛子を加えて弱火にかけ、香りが立ったら中火にして豚肉とチンゲン菜の茎を炒める。

**3** 肉の色が変わったらチンゲン菜の葉を加えて炒め、Aを加えて炒め合わせる。

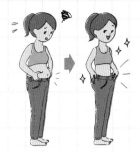

## 平日は帰ってラク早！

辛い！うまい！ごはんがすすむ！

# 豚キムチ炒め

**たんぱく質 17.7g**

### 材料（2人分）

**豚バラ薄切り肉…200g**
白菜キムチ…180g
にら…½束
サラダ油…大さじ1
A｜しょうゆ…大さじ½
　｜塩、こしょう…各少々

### 作り方

1 豚肉は5cm長さに切る。

2 白菜キムチ、にらはざく切りにする。

3 フライパンにサラダ油を中火で熱して**1**を炒め、色が変わったら**2**を加えて炒め合わせ、**A**を加えて味をととのえる。

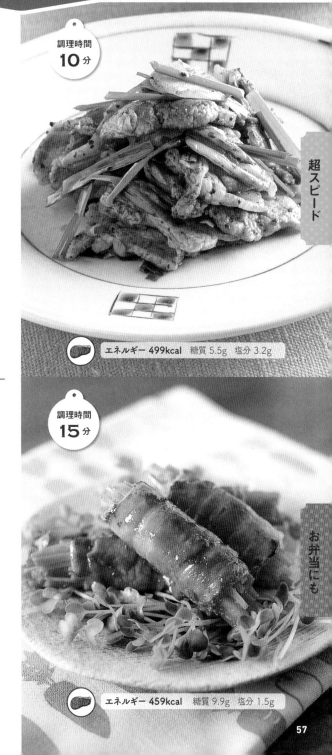

調理時間 **10分**

超スピード

エネルギー **499kcal** 糖質 5.5g 塩分 3.2g

ごちそう感たっぷり

# 豚巻きにんじん

**たんぱく質 14.5g**

### 材料（2人分）

**豚バラ薄切り肉…6枚（約200g）**
にんじん…1本
サラダ油…小さじ2
A｜みりん、酒、しょうゆ…各大さじ1
　｜おろししょうが…小さじ½
カイワレ菜（半分に切る）…½パック分

### 作り方

1 にんじんは細切りにし、ラップに包んで電子レンジで1分ほど加熱する。

2 豚肉は半分に切り、**1**を等分にのせて巻く。全部で12個作る。

3 フライパンにサラダ油を中火で熱し、**2**の巻き終わりを下にして焼き、焼き色がついたら転がしながら全体を焼く。**A**を加えて煮からめ、カイワレ菜を敷いた器に盛る。

調理時間 **15分**

お弁当にも

エネルギー **459kcal** 糖質 9.9g 塩分 1.5g

# 豚厚切り肉

**作りおきポイント**

豚ロース肉は赤身と脂身のバランスがよく、良質なたんぱく源となる食材。筋切りすると反り返らずに焼き上がります。ポークチャップは作りおいても、とろみのあるたれが肉のパサつきを防ぎます。

## 休日は作りおき

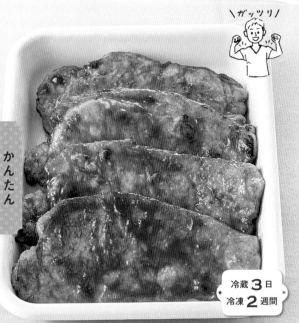

かんたん

冷蔵 **3** 日
冷凍 **2** 週間

エネルギー 341kcal　糖質 13.7g　塩分 1.5g

---

食欲をかき立てる鮮やかな色味！

### ポークチャップ

たんぱく質 **20.0g**

**材料（4人分）**

豚ロース厚切り肉…4枚（400g）
バター…10g
A｜塩、こしょう…各少々
　｜小麦粉…適量
B｜トマトケチャップ…大さじ4
　｜ウスターソース…大さじ2
　｜はちみつ…大さじ1

**作り方**

**1** 豚肉は筋切りをして包丁の背でたたき、**A**をまぶす。

**2** フライパンにバターを溶かし、中火で**1**を両面こんがりと焼く。

**3** 火が通ったら混ぜ合わせた**B**を加えて、煮からめる。

---

にんにくとしょうがをしっかり効かせて

### 豚肉とズッキーニの照り焼き風

たんぱく質 **21.7g**

**材料（4人分）**

豚ロース厚切り肉…4枚（400g）
ズッキーニ…2本
にんにく（みじん切り）、しょうが（みじん切り）…各2片分
サラダ油…大さじ1
A｜塩、こしょう…各少々
　｜片栗粉…適量
B｜バター…10g
　｜しょうゆ…大さじ2
　｜みりん…大さじ1

**作り方**

**1** 豚肉は2cm幅の棒状に切り、**A**をまぶす。ズッキーニは1cm幅の輪切りにする。

**2** フライパンにサラダ油、にんにく、しょうがを入れて中火で熱し、香りが立ったら**1**を炒める。

**3** 肉に火が通ったら**B**を加えてからめる。

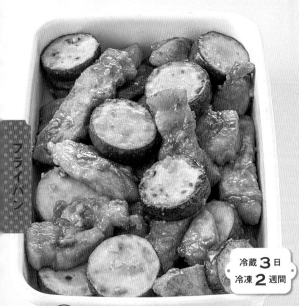

フライパン

冷蔵 **3** 日
冷凍 **2** 週間

エネルギー 362kcal　糖質 8.9g　塩分 1.6g

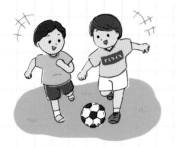

平日は帰ってラク早!

ラク早ポイント

豚肉と豆苗には体づくりを助けるビタミンB群を豊富に含みます。パパッと作って、しっかりトレーニングした後の栄養補給に。厚みがある豚肉はかみごたえがあり、満足感を高められます!

レンジだからさっぱり仕上がる

# 豚肉のレンチン梅みそ焼き

**たんぱく質 21.1g**

調理時間 **10分**

## 材料(2人分)

豚ロース厚切り肉…2枚(200g)
玉ねぎ…½個

A 梅干し(種を除いてたたく)…2個分
みそ、みりん…各大さじ1
砂糖…小さじ1

## 作り方

1 豚肉は筋切りをして包丁の背でたたき、混ぜ合わせたAをすり込む。玉ねぎは1cm厚さに切る。

2 耐熱容器に玉ねぎ、豚肉の順にのせる。ふんわりとラップをして、電子レンジで3分加熱する。

3 取り出して肉を裏返し、同様に2〜3分加熱する。

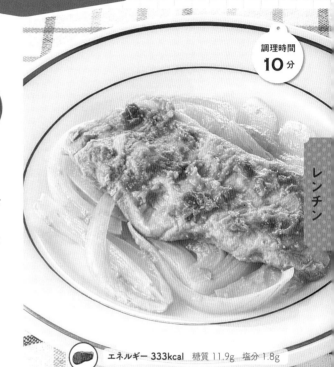

レンチン

エネルギー **333kcal** 糖質 11.9g 塩分 1.8g

ボリュームのある副菜としても◎

# 豚肉と豆苗の黒酢炒め

**たんぱく質 22.4g**

調理時間 **15分**

## 材料(2人分)

豚ロース厚切り肉…2枚(200g)
豆苗…1パック(100g)
長ねぎ…½本
塩、こしょう…各少々
ごま油…大さじ1

A 黒酢…大さじ2
砂糖、しょうゆ…各大さじ1

## 作り方

1 豚肉は1cm幅の棒状に切り、塩、こしょうをふる。豆苗は根元を除いて半分の長さに切り、長ねぎは斜め薄切りにする。

2 フライパンにごま油を中火で熱し、1の豚肉と長ねぎを炒める。

3 肉の色が変わったら混ぜ合わせたAを加えてからめ、豆苗を加えてさっと炒め合わせる。

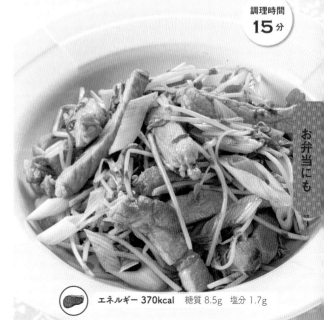

お弁当にも

エネルギー **370kcal** 糖質 8.5g 塩分 1.7g

# 豚厚切り肉

## 休日は**作りおき**

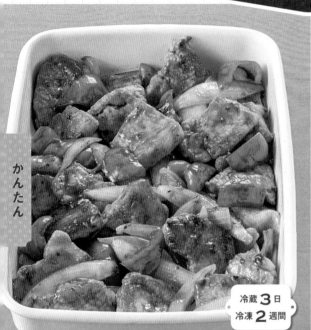

かんたん

冷蔵 **3** 日
冷凍 **2** 週間

エネルギー 359kcal　糖質 13.9g　塩分 1.4g

お子様用には豆板醤を控えめに

## 豚肉のピリ辛甘酢あん

たんぱく質 **20.8g**

**材料（4人分）**

| | |
|---|---|
| 豚ロース厚切り肉<br>…4枚（400g） | **A** トマトケチャップ<br>…大さじ3 |
| 玉ねぎ…1個 | 水、酢…各大さじ2 |
| ピーマン…2個 | 砂糖…大さじ1 |
| 塩、こしょう、小麦粉<br>…各適量 | しょうゆ、鶏ガラ<br>スープの素…各小さじ1 |
| サラダ油…大さじ1 | 豆板醤…小さじ½ |

**作り方**

**1** 豚肉は筋切りをして包丁の背でたたき、6等分に切る。塩、こしょうをふって小麦粉をまぶす。玉ねぎはくし形切り、ピーマンは乱切りにする。

**2** フライパンにサラダ油を中火で熱し、**1**の豚肉を焼き色がつくまで焼き、玉ねぎを加えて炒め合わせる。

**3** 玉ねぎがしんなりしたらピーマンを加えてさっと炒め、**A**を加えて汁けが少なくなるまで炒め合わせる。

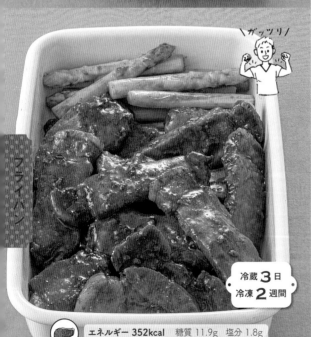

ガッツリ

フライパン

冷蔵 **3** 日
冷凍 **2** 週間

エネルギー 352kcal　糖質 11.9g　塩分 1.8g

中濃ソースがいい仕事してる！

## とんてき

たんぱく質 **20.7g**

**材料（4人分）**

豚ロース厚切り肉…4枚（400g）
グリーンアスパラガス…4本
塩、こしょう、小麦粉…各適量
サラダ油…大さじ1
**A** にんにく（すりおろし）…½片分
　中濃ソース…大さじ3
　赤ワイン…大さじ2
　しょうゆ、砂糖…各大さじ1

**作り方**

**1** 豚肉は筋切りをして包丁の背でたたき、5等分に切る。塩、こしょうをふって小麦粉をまぶす。

**2** アスパラガスは根元を除き、かたい部分はピーラーでむき、3等分に切る。

**3** フライパンにサラダ油を中火で熱し、**1**を焼き色がつくまで焼く。裏返したら、**2**を加えて炒め、ふたをして1〜2分蒸し焼きにしたら**A**を加えて炒める。

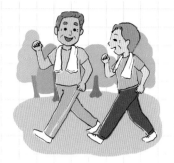

## 平日は帰ってラク早！

味つけはうまみたっぷりの塩昆布だけ！

# 豚肉ときのこの塩昆布炒め

調理時間 **10**分

たんぱく質 **21.7**g

**材料（2人分）**

豚ロース厚切り肉…2枚（200g）
しめじ、まいたけ…各½パック（各50g）
塩、こしょう…各適量
ごま油…大さじ1
A｜塩昆布…10g
　｜酒…大さじ1
いりごま（白）…適量

**作り方**

1 豚肉は筋切りをして包丁の背でたたき、1cm幅の棒状に切って塩、こしょうをふる。きのこは石づきを除いてほぐす。

2 フライパンにごま油を中火で熱し、1の豚肉を入れて炒め、焼き色がついたら残りの1を加えて炒める。

3 きのこがしんなりしたらAを加えて炒め合わせる。器に盛り、いりごまを散らす。

超スピード

エネルギー 354kcal　糖質 2.4g　塩分 1.1g

---

ちょっとしたおもてなしにも！

# 豚肉のガーリックパン粉焼き

調理時間 **15**分

たんぱく質 **20.5**g

**材料（2人分）**

豚ロース厚切り肉…2枚（200g）
塩…小さじ⅓
こしょう…少々
A｜パン粉…10g
　｜オリーブオイル…大さじ1
　｜パセリ（みじん切り）…小さじ1
　｜にんにく（みじん切り）…½片分
ベビーリーフ、ミニトマト…各適量

**作り方**

1 豚肉は筋切りをして包丁の背でたたき、塩、こしょうをふる。

2 天板にアルミホイルを敷き、オリーブオイル（分量外）を薄く塗って豚肉を並べる。混ぜ合わせたAをのせ、オーブントースターで焼き色がつくまで8〜10分焼く。

3 器に盛り、ベビーリーフ、ミニトマトを添える。

トースター

エネルギー 346kcal　糖質 4.6g　塩分 1.2g

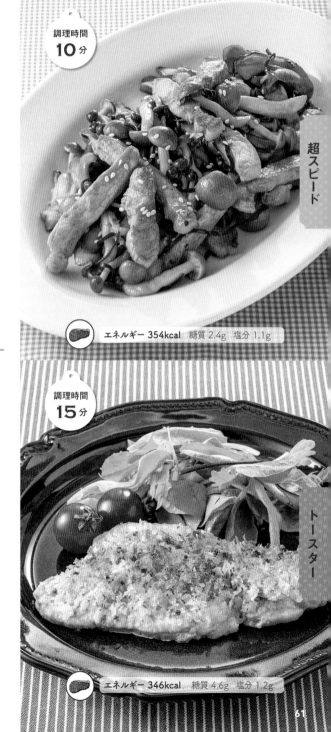

# 豚かたまり肉

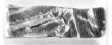

**作りおきポイント**

動物性と植物性のたんぱく質が同時にとれるポークビーンズ。かたまり肉を大豆と同じサイズに切って火通りを均一にするのがポイントです。ロイシンが豊富な豚ヒレ肉は紅茶で煮るとしっとりおいしい。

## 休日は 作りおき

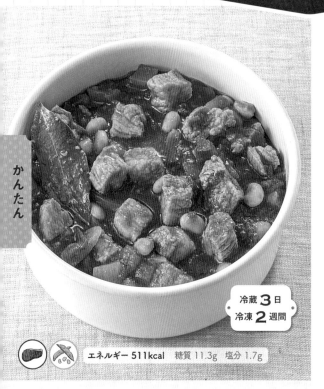

かんたん

冷蔵 **3**日
冷凍 **2**週間

エネルギー 511kcal　糖質 11.3g　塩分 1.7g

みそと大豆でひと味違った味わい

### レンジ和風ポークビーンズ

たんぱく質
**21.7g**

**材料(4人分)**
**豚バラかたまり肉…400g**
玉ねぎ…½個
カットトマト缶…1缶(400g)
水煮大豆…150g
ローリエ…1枚
**A** みそ…大さじ2
　　はちみつ…大さじ1
　　顆粒和風だしの素…小さじ1

**作り方**

**1** 豚肉は2cm角に切り、熱湯を回しかける。玉ねぎは1cm角に切る。

**2** 耐熱容器にカットトマト缶、**A**を入れてよく混ぜ合わせる。みそが溶けたら、**1**と大豆、ローリエを加えて混ぜ、ふんわりとラップをして電子レンジで5分加熱する。

**3** 取り出して混ぜ、同様に7〜8分加熱する。

＼ヘルシー／

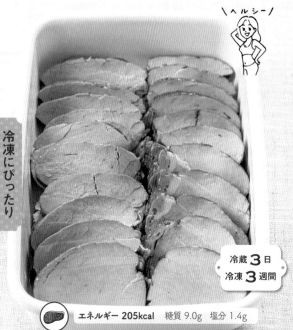

冷凍にぴったり

冷蔵 **3**日
冷凍 **3**週間

エネルギー 205kcal　糖質 9.0g　塩分 1.4g

ひと晩寝かせておどろきのやわらかさに

### 豚ヒレ肉のしっとり紅茶煮

たんぱく質
**28.4g**

**材料(4人分)**
**豚ヒレかたまり肉…500g**
紅茶のティーバッグ…3個
**A** しょうゆ、みりん…各大さじ3
　　酢、はちみつ…各大さじ2
　　塩…小さじ¼

**作り方**

**1** 鍋に湯を1ℓ沸かし、ティーバッグを加えて濃いめに煮出して取り出す(紅茶液は½カップとっておく)。豚肉を入れて弱火で20分ほど煮て、火を止めてふたをし、粗熱がとれるまで余熱で火を通す。

**2** 小鍋に**1**で取り分けた紅茶液、**A**を合わせて煮立て、粗熱をとって保存用ポリ袋に入れる。

**3** **2**に**1**を加えて密閉し、ひと晩漬ける。

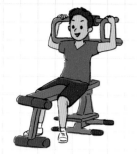

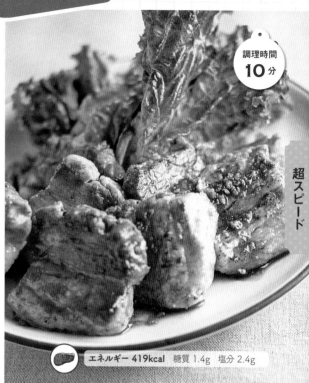
## 平日は帰ってラク早!

豚バラをピリ辛だれで食べやすく

# 豚バラのグリル焼き

たんぱく質 **15.5g**

**材料(2人分)**

豚バラかたまり肉…200g
塩…少々
A ┌ しょうゆ…大さじ1と⅓
  │ おろししょうが…小さじ1
  └ ラー油…小さじ½
サニーレタス…2枚

**作り方**

1 豚肉は8mm厚さに切って塩をふる。

2 魚焼きグリルで両面焼き色がつくまでじっくり焼く。

3 器に盛ってサニーレタスを添え、混ぜ合わせたAをかけていただく。

調理時間 **10分**

超スピード

エネルギー 419kcal　糖質 1.4g　塩分 2.4g

チャンプルーを香りのよい春野菜で

# 豚とクレソンのチャンプルー

たんぱく質 **21.5g**

**材料(2人分)**

豚バラかたまり肉…150g
木綿豆腐…½丁(150g)
クレソン…1束
溶き卵…1個分
玉ねぎ(薄切り)…½個分
にんにく、しょうが(みじん切り)
　…各1片分

塩、こしょう…各少々
サラダ油…大さじ1
A ┌ 酒、しょうゆ
  │ 　…各大さじ1
  │ オイスターソース
  │ 　…大さじ½
  └ 砂糖…小さじ1

**作り方**

1 豚肉は1cm幅の拍子木切りにする。豆腐はペーパータオルで包んで電子レンジで1分加熱し、食べやすい大きさに手でちぎる。

2 フライパンににんにく、しょうが、サラダ油を弱火で熱し、香りが立ったら中火にして豚肉を炒める。玉ねぎ、豆腐を加えてさっと炒め、塩、こしょうをふる。

3 溶き卵を回し入れて軽く混ぜ、A、食べやすくちぎったクレソンを加えて強火にしてさっと炒める。

調理時間 **15分**

お弁当にも

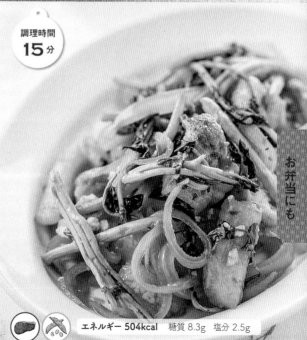

エネルギー 504kcal　糖質 8.3g　塩分 2.5g

# 牛こま切れ肉

**作りおきポイント**

牛肉の赤身は鉄が多い部位！こま切れ肉は赤身の多い部分を選ぶとヘルシーです。ハッシュドビーフには、水煮大豆を加えてさらにたんぱく質をプラス。ワイン不使用で子どもも食べやすい一品。

**休日は作りおき**

かんたん

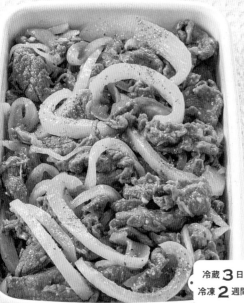

冷蔵 **3**日
冷凍 **2**週間

エネルギー 382kcal　糖質 14.1g　塩分 2.2g

---

山椒があとからピリッと香る
## 牛肉と野菜の山椒みそ炒め

たんぱく質 **19.2**g

### 材料（4人分）

**牛こま切れ肉**…400g
パプリカ（黄）…½個
玉ねぎ…½個
ごま油…大さじ1

A｜みそ…大さじ3
　｜砂糖、みりん…各大さじ2
　｜酒…大さじ1
　｜しょうゆ…大さじ½
粉山椒…適量

### 作り方

**1** パプリカ、玉ねぎは5mm厚さに、牛肉は大きければ食べやすく切る。

**2** フライパンにごま油を熱して牛肉を炒め、色が変わったら残りの1を加えてさらに炒める。

**3** 野菜がしんなりしたら合わせたAを加えて炒め合わせ、粉山椒をふる。

---

ときどき混ぜてとろみをつけて
## 豆入りハッシュドビーフ

たんぱく質 **18.1**g

### 材料（4人分）

**牛こま切れ肉**…300g
玉ねぎ…½個
ホールトマト缶…1缶（400g）
水煮大豆…100g
塩、こしょう…各少々
小麦粉…大さじ1
バター…24g

A｜水…1カップ
　｜ウスターソース
　｜　…大さじ4
　｜顆粒コンソメスープの
　｜　素…小さじ2
B｜塩、こしょう…各少々
パセリ（みじん切り）
　…適量

### 作り方

**1** 牛肉は大きければ食べやすく切り、塩、こしょうをふって小麦粉をまぶす。玉ねぎは薄切りにする。

**2** フライパンにバターを溶かし、1を肉の色が変わるまで炒める。

**3** ホールトマトをつぶしながら加え、大豆、Aを加えて10分ほど煮る。Bで味をととのえ、パセリをふる。

冷凍にぴったり

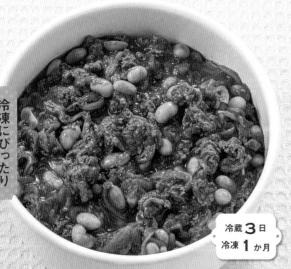

冷蔵 **3**日
冷凍 **1**か月

エネルギー 352kcal　糖質 12.2g　塩分 2.5g

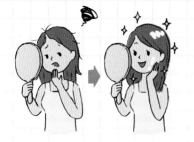

## 平日は帰ってラク早!

牛ならではのコクでおいしさアップ

# 肉豆腐

**たんぱく質 20.9g**

**材料（2人分）**

**牛こま切れ肉…150g**
木綿豆腐…½丁（150g）
春菊…⅓束
サラダ油…大さじ1
**A** 水…½カップ
　 めんつゆ（3倍濃縮）…¼カップ

**作り方**

**1** 豆腐はペーパータオルで包んで電子レンジで1分加熱し、水けをきり、6等分にする。春菊はざく切りにする。

**2** 鍋にサラダ油を熱し、牛肉を炒める。色が変わったら豆腐、**A**を加えてアクを取りながら5分ほど煮る。

**3** **2**に春菊を加えてさっと火を通す。

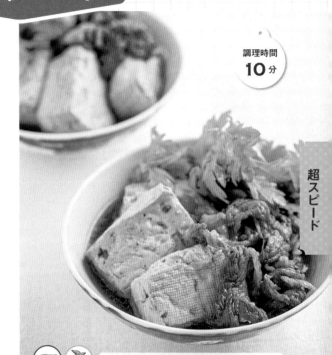

**調理時間 10分**

超スピード

**エネルギー 340kcal** 糖質 7.4g 塩分 2.7g

うまみたっぷりのスタミナおかず

# 牛肉とにらのチヂミ

**たんぱく質 23.8g**

**材料（2人分）**

**牛こま切れ肉…150g**
にら…½束
白菜キムチ…50g
小麦粉…100g
**A** コチュジャン、みそ、
　 砂糖…各小さじ1
　 ごま油、おろしにんにく
　 …各少々

**B** 水…80ml
　 溶き卵…1個分
　 塩…少々
ごま油…大さじ1
**C** ポン酢しょうゆ
　 …大さじ2
　 すりごま（白）
　 …大さじ1

**作り方**

**1** 牛肉は1cm幅に切ってボウルに入れ、**A**を加えてもみ込む。にら、白菜キムチはざく切りにする。

**2** 小麦粉をボウルにふるい入れ、合わせた**B**を加え、さっくりと混ぜたら、**1**を加えて軽く混ぜる。

**3** フライパンにごま油を中火で熱し、**2**の半量を流し入れて薄く広げ、両面こんがりと焼く。同様にもう1枚焼く。食べやすく切って器に盛り、合わせた**C**を添える。

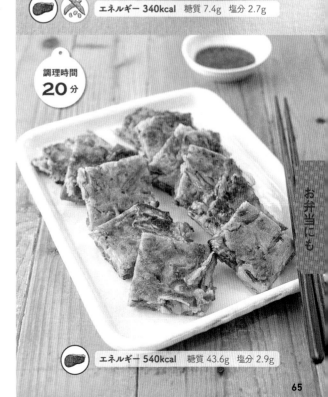

**調理時間 20分**

お弁当にも

**エネルギー 540kcal** 糖質 43.6g 塩分 2.9g

# 牛こま切れ肉

**作りおきポイント**

うまみがある牛肉は作りおいてもおいしさが続く食材。甘辛炒めはシャキッとした長いもの食感で、もの足りなさは一切なし。東南アジアの串焼き料理サテは、まとめて作って冷凍がおすすめです。

**休日は作りおき**

かんたん

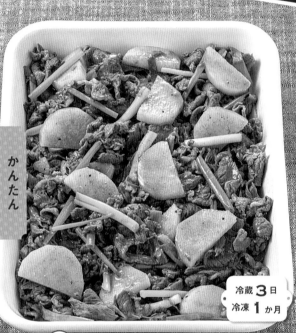

冷蔵 **3**日
冷凍 **1**か月

エネルギー **352kcal** 糖質10.2g 塩分1.5g

長いもが甘辛だれによくからむ

## 牛肉と長いもの甘辛炒め

たんぱく質 **18.9**g

**材料(4人分)**

**牛こま切れ肉**…400g

長いも…200g

小ねぎ…4本

サラダ油…大さじ1

A| しょうゆ…大さじ2
酒、砂糖…各大さじ1
粗びき黒こしょう…少々

**作り方**

**1** 牛肉は大きければ食べやすく切る。長いもは7〜8mm厚さの半月切り、小ねぎはぶつ切りにする。

**2** フライパンにサラダ油を中火で熱し、小ねぎ以外の**1**を炒める。

**3** 肉の色が変わったら、小ねぎ、**A**を加えて炒め合わせる。

冷凍にぴったり

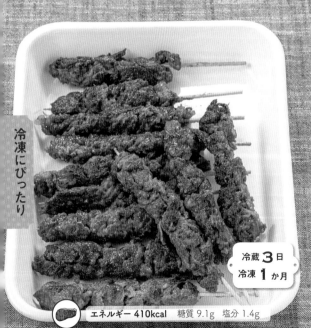

冷蔵 **3**日
冷凍 **1**か月

エネルギー **410kcal** 糖質 9.1g 塩分 1.4g

弱火でじっくり焼くエスニック料理

## 牛肉のサテ

たんぱく質 **20.3**g

**材料(4人分)**

**牛こま切れ肉**…400g

A| ピーナツバター…大さじ3
砂糖…大さじ2と½
ナンプラー、牛乳…各大さじ1
カレー粉…大さじ½
おろしにんにく…小さじ1

サラダ油…大さじ1

**作り方**

**1** 牛肉に**A**をもみ込み、竹串に等分に刺す。全部で12個作る。

**2** フライパンにサラダ油を熱し、**1**を弱火で両面じっくりと焼いて火を通す。

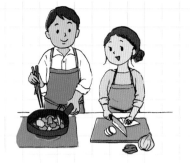

# 平日は帰ってラク早!

火の通りにくい根菜も時短でおいしく

# レンチン肉じゃが

たんぱく質
**18.2g**

**材料(2人分)**

**牛こま切れ肉…150g**
じゃがいも…2個
にんじん…⅓本
しらたき(アク抜き済み)
　…50g
さやえんどう…6枚

A 水…1カップ
　しょうゆ…大さじ3
　みりん…大さじ2
　砂糖…大さじ½

**作り方**

1 じゃがいも、にんじんは乱切りに、しらたきはざるにあげて水けをきってからざく切りに、さやえんどうは筋を除いて斜め半分に切る。

2 耐熱容器に牛肉、1を入れ、合わせたAを加えてふんわりとラップをし、電子レンジで8分加熱する。

3 取り出して混ぜ合わせ、同様に7分加熱する。

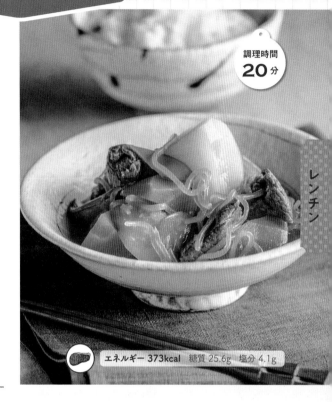

調理時間
**20分**

レンチン

エネルギー 373kcal 糖質 25.6g 塩分 4.1g

---

おばあちゃんに会いたくなる味わいおかず

# 牛肉のしぐれ煮

たんぱく質
**15.5g**

**材料(2人分)**

**牛こま切れ肉…150g**
ごぼう…¼本
しょうが(みじん切り)…½片分
サラダ油…大さじ1
水…1カップ

A しょうゆ…大さじ2と½
　砂糖、みりん　各大さじ1と½
　酒…大さじ1

**作り方**

1 ごぼうはささがきにする。

2 鍋にサラダ油を中火で熱し、1、しょうが、牛肉を炒める。肉の色が変わったら水を加えて沸騰させ、アクを取る。

3 2にAを加え、ときどき混ぜながら汁けがなくなるまで煮詰める。

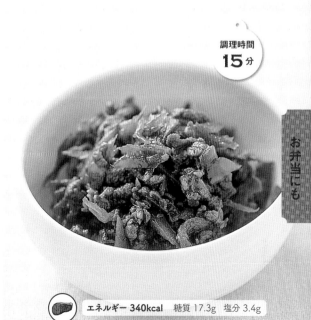

調理時間
**15分**

お弁当にも

エネルギー 340kcal 糖質 17.3g 塩分 3.4g

# 牛薄切り肉

**作りおきポイント**

バルサミコ酢とオリーブオイルが効いたマリネは、時間が経ってもしっとり感をキープ。薄切り肉のステーキは全体が同じ太さになるよう巻くのがコツ。冷凍庫で半分凍らせることで切りやすくなります。

**休日は作りおき**

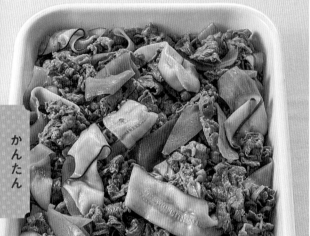

かんたん

**冷蔵 3 日**
**冷凍 2 週間**

**エネルギー 277kcal** 糖質 12.9g 塩分 1.4g

---

水けをしっかりときるのが保存のコツ
## 牛肉と野菜のバルサミコマリネ

たんぱく質
**20.9g**

**材料(4人分)**
**牛ももしゃぶしゃぶ用肉…400g**
ズッキーニ…1本
にんじん…½本
酒…大さじ2
A バルサミコ酢、はちみつ、しょうゆ、
　 オリーブオイル…各大さじ2

**作り方**

**1** にんじん、ズッキーニはピーラーなどで薄切りにする。

**2** 鍋に熱湯を沸かし、酒を入れて1、牛肉の順にゆでて水けをきる。

**3** 2が熱いうちに合わせたAとからめ、冷ます。

---

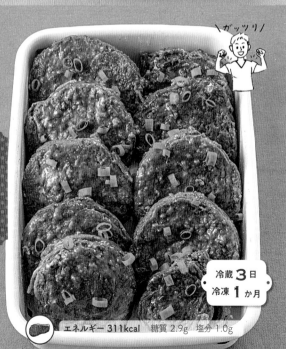

フライパン

ガッツリ

**冷蔵 3 日**
**冷凍 1 か月**

**エネルギー 311kcal** 糖質 2.9g 塩分 1.0g

---

まるでかたまり肉のようなぜいたく感！
## 薄切り肉の
## 和風ロールステーキ

たんぱく質
**29.9g**

**材料(作りやすい分量)**
**牛もも薄切り肉…600g**
塩、こしょう…各少々
小麦粉…適量
サラダ油…大さじ1
ポン酢しょうゆ…大さじ1と½
バター…12g
小ねぎ(小口切り)…適量

**作り方**

**1** 牛肉は2枚を、1cmほど重ねて平らに広げ、端からきつめに巻く。直径7〜8cmほどの筒状になるまで、何度か繰り返し巻く。

**2** 1をラップに包み、冷凍庫で1〜2時間ほど冷やす。端から2cm厚さに切り、小麦粉をまぶす。

**3** フライパンにサラダ油を熱して2を両面焼く。ポン酢しょうゆを加えてふたをして蒸し焼きにし、バターを加えてからめ、小ねぎを散らす。

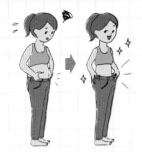

## 平日は帰ってラク早！

電子レンジを使ってヘルシー調理

# チンジャオロースー

たんぱく質 **18.0**g

調理時間 **15**分

**材料（2人分）**

**牛もも薄切り肉…150g**
ピーマン…3個
ピーマン（赤）…1個
水煮たけのこ…¼個
長ねぎ（みじん切り）
　…¼本分
にんにく、しょうが
　（みじん切り）…各½片分
ごま油…小さじ1

A｜片栗粉、サラダ油、酒、
　｜しょうゆ…各小さじ1
　｜塩…少々
B｜水…½カップ
　｜しょうゆ…大さじ2
　｜みりん…大さじ1
　｜砂糖…小さじ2
　｜塩…少々

**作り方**

1 牛肉は細切りにしてAをもみ込む。ピーマン、たけのこは細切りにする。

2 耐熱容器ににんにく、しょうが、長ねぎ、1の牛肉、Bを入れて混ぜ合わせ、ラップをして電子レンジで3分加熱する。

3 取り出して残りの1を加えて混ぜ合わせ、同様に4分加熱して、ごま油を回しかける。

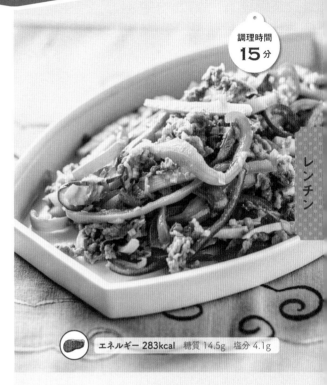

レンチン

エネルギー 283kcal　糖質 14.5g　塩分 4.1g

ゆずこしょうの香りで食欲アップ

# 牛肉と野菜の彩り炒め

たんぱく質 **24.9**g

調理時間 **15**分

**材料（2人分）**

**牛もも薄切り肉…200g**
ミニトマト…8個
スナップえんどう…8本
にんじん…½本
玉ねぎ…½個
カシューナッツ…30g

塩、こしょう…各少々
サラダ油…大さじ1と½
A｜酒…大さじ1と½
　｜しょうゆ…大さじ½
　｜ゆずこしょう…小さじ½

**作り方**

1 牛肉は3〜4cm長さに切る。玉ねぎは繊維を断つように1cm厚さに切る。スナップえんどうは筋を除き、にんじんは拍子木切りにする。

2 フライパンにサラダ油を熱し、1の牛肉を色が半分変わるまで炒め、塩、こしょうをふる。残りの1、カシューナッツを加えて全体に火が通るまで炒め合わせる。

3 Aを回し入れ、ミニトマトを加えて強火で炒める。

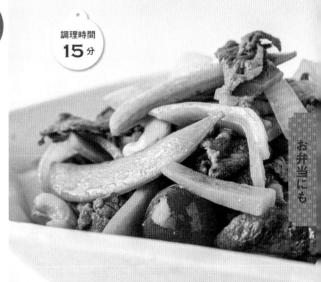

お弁当にも

エネルギー 451kcal　糖質 14.9g　塩分 1.8g

# 牛薄切り肉

## 休日は 作りおき

\ ヘルシー /

かんたん

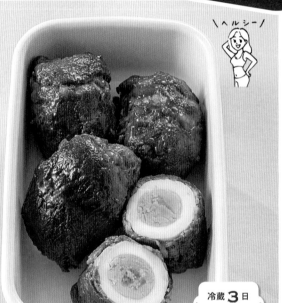

冷蔵 **3**日
冷凍 **NG**

エネルギー **207kcal** 糖質 4.3g 塩分 1.0g

---

お弁当にもぴったりの人気メニュー

# 肉巻き甘辛煮卵

たんぱく質
**16.6**g

### 材料(4人分)

**牛もも薄切り肉…4枚(約200g)**
固ゆで卵…4個
片栗粉…適量
サラダ油…大さじ1
A | 砂糖、しょうゆ、酒…各大さじ1
　 | おろししょうが…小さじ½

### 作り方

**1** 固ゆで卵に片栗粉をまぶして牛肉を巻き、さらに片栗粉をまぶす。全部で4個作る。

**2** フライパンにサラダ油を熱し、1を巻き終わりを下にして並べ、転がしながら全体に焼き色をつける。

**3** Aを加えてふたをし、弱火で3〜4分蒸し焼きにする。ふたを取って煮からめる。

---

炭水化物も一緒にとれる!

# お麩入り牛すき煮

たんぱく質
**21.5**g

### 材料(4人分)

**牛もも薄切り肉…400g**
長ねぎ…½本
小町麩…16個(10g)
サラダ油…大さじ1
A | だし汁…¾カップ
　 | しょうゆ…大さじ4
　 | 砂糖…大さじ3
　 | 酒、みりん…各大さじ2

### 作り方

**1** 長ねぎは斜め切りにし、小町麩は水でもどして水けを絞る。

**2** 鍋にサラダ油を熱して牛肉を炒め、色が変わったらAを加えて煮立てる。

**3** 2のアクを取り、1を加えて落としぶたをして煮る。

冷凍にぴったり

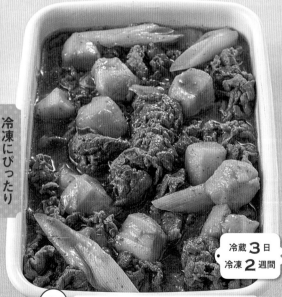

冷蔵 **3**日
冷凍 **2**週間

エネルギー **242kcal** 糖質 9.0g 塩分 1.8g

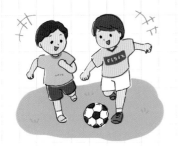

ラク早ポイント

春雨炒めは油揚げでたんぱく質をプラス。春雨はもどさずに加えてラクしましょう。定番のごぼう巻きは赤ワインビネガーでおしゃれな味わいに！歯ざわりがよく満足感たっぷりです。

春菊は煮すぎないのがポイント

## 牛肉と春菊の春雨炒め

たんぱく質 **18.8g**

**材料(2人分)**

**牛もも薄切り肉…150g**
油揚げ…½枚
春菊…½束
春雨(乾燥)…40g
塩、こしょう、豆板醤…各少々
サラダ油…大さじ1

**A**
水…1カップ
しょうゆ、みりん
　…各大さじ1と½
鶏ガラスープの素
　…小さじ1

**作り方**

1 牛肉は食べやすく切り、塩、こしょう、豆板醤をもみ込む。春菊はざく切りにし、油揚げは1cm幅に切る。

2 フライパンにサラダ油を熱し、1の牛肉を入れて色が変わるまで炒め、油揚げとAを加える。煮立ったら、春雨をキッチンばさみで切りながら加える。

3 春雨がしんなりしたら、春菊を加えてさっと炒める。

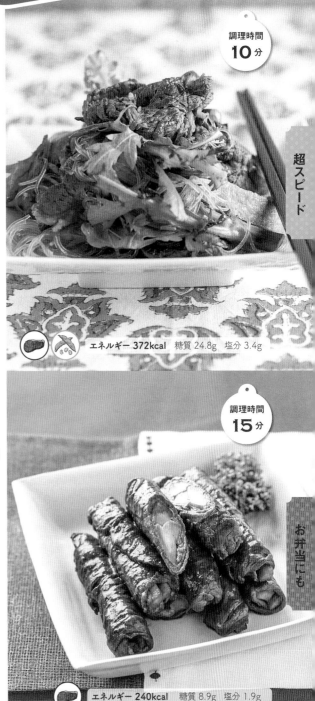

調理時間 **10分**

超スピード

エネルギー **372kcal**　糖質 24.8g　塩分 3.4g

お酢を効かせて甘酸っぱく

## 牛肉のごぼう巻き

たんぱく質 **16.3g**

**材料(2人分)**

**牛もも薄切り肉**
　**…4枚(150g)**
ごぼう…20cm
塩、こしょう…各少々
小麦粉…適量
サラダ油…大さじ½

**A**
水…½カップ
赤ワインビネガー…大さじ2
しょうゆ…大さじ1
みりん…大さじ½
パセリ…適量

**作り方**

1 ごぼうは4等分に切ってから縦4等分に切り、酢水(分量外)にさらす。

2 牛肉は半分に切って塩、こしょうをふり、片面に小麦粉を薄くまぶす。1を等分にのせて巻く。全部で8個作る。

3 鍋にサラダ油を熱し、2を巻き終わりを下にして並べ入れる。転がしながらこんがりと焼き、Aを回し入れて落としぶたをし、弱火にして汁けが少なくなるまで煮詰める。器に盛り、パセリを添える。

調理時間 **15分**

お弁当にも

エネルギー **240kcal**　糖質 8.9g　塩分 1.9g

# 牛ステーキ・焼肉用肉

**休日は作りおき**

\ガッツリ/

かんたん

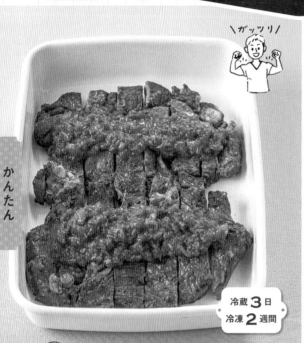

冷蔵 **3**日
冷凍 **2**週間

**エネルギー 463kcal** 糖質 6.1g 塩分 1.8g

玉ねぎの力でやわらかジューシーに

## シャリアピンステーキ

たんぱく質 **23.0**g

### 材料 (4人分)

**牛サーロインステーキ用肉**
　…2枚 (500g)
玉ねぎ (みじん切り)…1個分
塩、こしょう…各少々
サラダ油…大さじ1
バター…12g

**A** 酒…大さじ3
　しょうゆ…大さじ2
　砂糖…小さじ1

### 作り方

**1** 牛肉は筋切りし、玉ねぎとともにポリ袋に入れ、室温で1時間ほどおく。

**2** 1を玉ねぎを残して牛肉を取り出し、塩、こしょうをふる。フライパンにバターを溶かし、両面こんがりと焼いて食べやすく切る。

**3** 2のフライパンの汚れをペーパータオルでふき、サラダ油を入れて2の玉ねぎをきつね色になるまで炒める。Aを加えて軽く煮詰めてかける。

---

冷凍にぴったり

たっぷりマスタードがあと引く

## マスタード風味の
## ひと口ビーフカツ

たんぱく質 **19.7**g

### 材料 (4人分)

**牛カルビ焼肉用肉**…400g
塩、こしょう…各少々
粒マスタード…大さじ6
小麦粉、溶き卵、パン粉…各適量
サラダ油…適量

### 作り方

**1** 牛肉は塩、こしょうをふり、片面に粒マスタードを塗る。

**2** 1に小麦粉、溶き卵、パン粉の順に衣をつける。

**3** フライパンに多めのサラダ油を中火で熱し、2を両面こんがりと揚げ焼きにする。

冷蔵 **3**日
冷凍 **1**か月

**エネルギー 636kcal** 糖質 13.9g 塩分 1.8g

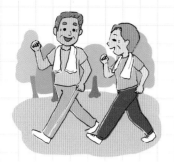

## 平日は帰ってラク早!

### 肉のうまみをキャベツにON
# 韓国風カルビ蒸し

**たんぱく質 17.7g**

**調理時間 15分**

レンチン

**材料(2人分)**

| | |
|---|---|
| 牛カルビ焼肉用肉<br>…200g | **A** 玉ねぎ(すりおろし)…¼個分 |
| キャベツ…5枚 | しょうゆ…大さじ2 |
| にら…½束 | すりごま(白)、酒…各大さじ1 |
| 白髪ねぎ<br>…5cm分 | みりん、コチュジャン…各大さじ½ |
| | 砂糖、おろしにんにく<br>…各小さじ1 |
| | 塩、ごま油…各少々 |
| | 糸唐辛子、いりごま(白)…各少々 |

**作り方**

1 キャベツ、にらはざく切りにする。

2 1のキャベツを耐熱容器に敷き、牛肉をのせてふんわりとラップをし、電子レンジで5分ほど加熱する。

3 取り出してにらを加え、同様に2〜3分加熱し、器に盛る。合わせた**A**をかけ、白髪ねぎ、糸唐辛子をのせていりごまをふる。

**エネルギー 558kcal** 糖質 15.9g 塩分 3.9g

---

### 食欲をそそるがっつり系マリネ
# 牛肉と野菜の焼き漬け

**たんぱく質 16.3g**

**調理時間 15分**

超スピード

**材料(2人分)**

| | |
|---|---|
| 牛肩ロース焼肉用肉<br>…200g | サラダ油…大さじ1 |
| なす…½本 | **A** だし汁、しょうゆ<br>…各大さじ2 |
| ピーマン…1個 | 酢…大さじ1と½ |
| かぼちゃ…60g | 塩、こしょう…各少々 |
| みょうが(せん切り)<br>…2個分 | 赤唐辛子(種を除いて小口切り)<br>…½本分 |

**作り方**

1 なすは7mm厚さの薄切りにし、水にさらして水けをきる。ピーマンは縦4等分にする。かぼちゃは種とわたを除いて薄切りにする。

2 フライパンにサラダ油を中火で熱し、1、牛肉を両面こんがりと焼き、焼けたものから合わせた**A**に加えて5分ほど漬ける。

3 みょうがを加え、さっくりと混ぜて器に盛る。

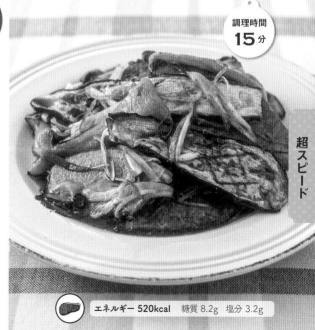

**エネルギー 520kcal** 糖質 8.2g 塩分 3.2g

# ひき肉

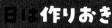
**作りおきポイント**

ひき肉はかたまり肉よりもたんぱく質の吸収がスムーズ。脂質を抑えるならできるだけ赤身を選びましょう。枝豆バーグは蒸し焼きにすることでほどよく脂が落ち、ふっくらと仕上がります。

かんたん

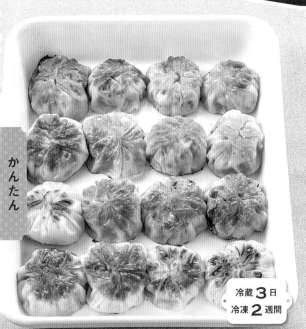

冷蔵 **3** 日
冷凍 **2** 週間

エネルギー 322kcal　糖質 22.5g　塩分 1.1g

青じそがさわやか
## 豚肉の焼きまんじゅう

たんぱく質 **14.8**g

### 材料（4人分）

**豚ひき肉…350g**

A
- 長ねぎ（みじん切り）…½本分
- 青じそ（せん切り）…8枚分
- 酒…大さじ2
- 塩、こしょう…各少々

キャベツ（粗みじん切り）…200g分
塩…少々
ぎょうざの皮（大判）…16枚
サラダ油…大さじ1

B
- しょうゆ、酢、練り辛子…各適量

### 作り方

**1** キャベツは塩をふってしんなりさせ、水けを絞る。

**2** ボウルにひき肉、1、Aを入れてよく練り混ぜ、ぎょうざの皮にのせ、周りに水（分量外）をつけてひだを寄せて包み、中心を押さえる。全部で16個作る。

**3** フライパンにサラダ油を中火で熱し、2をひだを下にして焼く。焼き色がついたら裏返し、熱湯¼カップ（分量外）を注いでふたをし、弱火で5分ほど蒸し焼きにする。食べるときにBを添える。

---

具材たっぷりだから、味つけはシンプルに
## 枝豆バーグ

たんぱく質 **19.6**g

### 材料（4人分）

**合いびき肉…350g**
玉ねぎ（粗みじん切り）…¼個分
枝豆（冷凍・さやなし）…70g

A
- 溶き卵…1個分
- パン粉…大さじ4
- 塩…小さじ½
- こしょう、ナツメグ…各少々

サラダ油、酒…各大さじ1

### 作り方

**1** 玉ねぎは耐熱容器に入れ、ふんわりとラップをして電子レンジで1分加熱する。枝豆は解凍する。

**2** ボウルにひき肉、1、Aを加えてよく練り混ぜる。8等分にして、小判型に成型する。

**3** フライパンにサラダ油を中火で熱し、2を両面こんがりと焼き、酒を回し入れてふたをし、蒸し焼きにする。

冷凍にぴったり

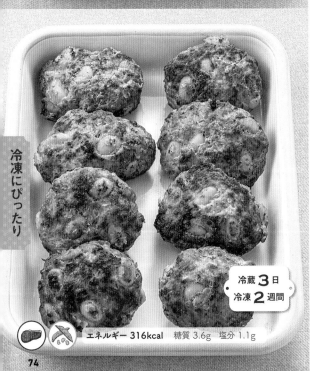

冷蔵 **3** 日
冷凍 **2** 週間

エネルギー 316kcal　糖質 3.6g　塩分 1.1g

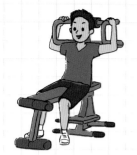

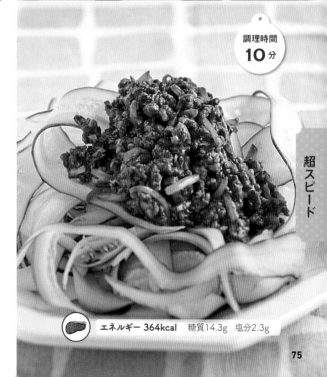

## ラク早ポイント

重ね煮の加熱はレンチンにおまかせ。短い時間で火が通り、くたくたになったキャベツに味がよく染み込みます。八丁みそ入りの肉みそは甘辛くて濃厚な味わい。野菜をたっぷりと食べられます。

## 平日は帰ってラク早!

みその風味がふんわり広がる

# ひき肉とキャベツのレンチン重ね煮

**たんぱく質 22.2g**

調理時間 **20分**

レンチン

**材料(2人分)**

豚ひき肉…200g
キャベツ…¼個
玉ねぎ(みじん切り)…½個分
しょうが(みじん切り)…1片分

A みそ…大さじ2
酒、みりん…各大さじ1
砂糖…小さじ2

**作り方**

1 キャベツは1枚ずつはがして、大きめのざく切りにする。

2 ボウルにひき肉、玉ねぎ、しょうが、**A**を入れてよく練り混ぜる。

3 耐熱容器に1、2を交互に重ね、ラップをして電子レンジで10分加熱する。器に盛り、食べやすい大きさに切っていただく。

エネルギー 359kcal　糖質 18.2g　塩分 2.3g

濃い味のピリ辛肉みそをからめて

# ジャージャーきゅうり

**たんぱく質 18.2g**

調理時間 **10分**

超スピード

**材料(2人分)**

豚ひき肉…150g
きゅうり…2本
もやし…¼パック
長ねぎ(みじん切り)…⅓本分
しょうが(みじん切り)…1片分
サラダ油…大さじ1

A 水…¼カップ
しょうゆ…小さじ½
八丁みそ、砂糖、酒…各大さじ2
ごま油…小さじ1

**作り方**

1 もやしは粗く刻む。きゅうりはピーラーなどでリボン状の薄切りにする。

2 フライパンにサラダ油を熱し、しょうが、長ねぎを炒め、香りが立ったらひき肉を加えて炒める。肉の色が変わったら混ぜ合わせた**A**を加えて煮詰める。1のもやしを加え、照りが出たらごま油を回し入れる。

3 器に1のきゅうり、2の順に盛る。

エネルギー 364kcal　糖質14.3g　塩分 2.3g

# ひき肉

休日は 作りおき

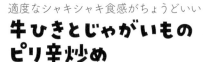

作りおきポイント
ピリ辛炒めはひき肉とじゃがいもがよくからみ、ごはんがすすむしっかり味。卵と片栗粉を混ぜ込んだ肉団子は冷凍してもずっとふっくら。たっぷりとまぶしたごまの香ばしさがおいしい。

かんたん

冷蔵 **3** 日
冷凍 **2** 週間

エネルギー 402kcal　糖質 10.9g　塩分 1.9g

適度なシャキシャキ食感がちょうどいい

## 牛ひきとじゃがいもの ピリ辛炒め

たんぱく質
**20.0**g

### 材料(4人分)
**牛ひき肉**…400g
じゃがいも…3個
長ねぎ(みじん切り)…½本分
ごま油…大さじ1
豆板醤…小さじ1
A｜しょうゆ…大さじ2
　｜砂糖、酒…各大さじ1

### 作り方
**1** じゃがいもは1cm幅の短冊切りにする。

**2** フライパンにごま油、長ねぎ、豆板醤を加えて中火で炒め、香りが立ったらひき肉を加えて炒める。

**3** 肉がほぐれたら**1**、混ぜ合わせた**A**を加えてさっと混ぜる。ふたをして5分蒸し焼きにし、じゃがいもに火が通ったら、ふたを取って汁けをとばす。

---

よく練り混ぜてふんわり食感に

## 豚ひきごま団子

たんぱく質
**22.4**g

### 材料(4人分)
**豚ひき肉**…400g
A｜溶き卵…1個分
　｜片栗粉、しょうゆ…各大さじ2
　｜酒…大さじ1
　｜おろししょうが…小さじ1
　｜塩…小さじ¼
サラダ油、いりごま(白、黒)…各適量

### 作り方
**1** ボウルにひき肉、**A**を加えて粘りが出るまでよく練り混ぜる。

**2** 手にサラダ油(分量外)を塗って**1**を20等分に丸め、半分に白ごま、残りに黒ごまをまぶす。

**3** フライパンに多めのサラダ油を中火で熱し、**2**を転がしながらこんがりと揚げ焼きにする。

冷凍にぴったり

冷蔵 **3** 日
冷凍 **2** 週間

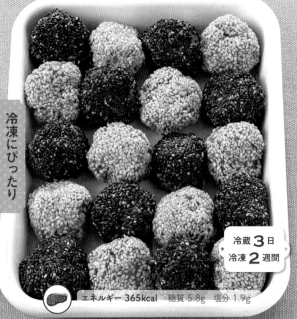
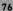
エネルギー 365kcal　糖質 5.8g　塩分 1.9g

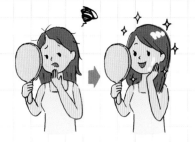

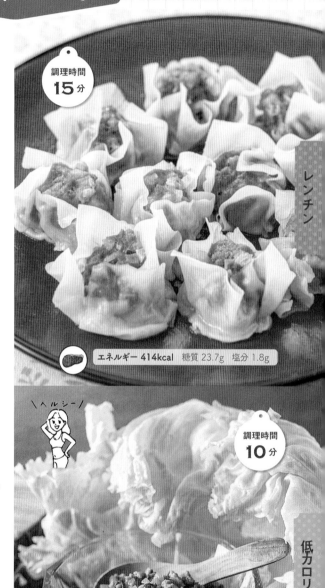
## 平日は帰ってラク早！

蒸し器要らずでかんたん！

# レンチンシュウマイ

たんぱく質 **21.4g**

調理時間 **15分**

レンチン

### 材料（2人分）

**豚ひき肉…200g**
玉ねぎ（みじん切り）…¼個分
**A** ｜ ごま油、しょうゆ、片栗粉…各大さじ1
｜ オイスターソース…小さじ1
シュウマイの皮…20枚
水…大さじ1

### 作り方

1 ボウルにひき肉、玉ねぎ、**A**を加えてよく練り混ぜ、シュウマイの皮に等分にのせて包む。全部で20個作る。

2 耐熱容器に**1**を並べて水を回し入れ、ふんわりとラップをして電子レンジで5分ほど加熱する。

エネルギー **414kcal** 糖質 23.7g 塩分 1.8g

---

しっかり味のそぼろをレタスにくるんでさっぱりと

# レタスのそぼろ包み

たんぱく質 **14.5g**

＼ヘルシー／

調理時間 **10分**

低カロリー

### 材料（2人分）

**鶏ひき肉…150g**
レタス…5〜6枚
玉ねぎ（みじん切り）
　…¼個分
サラダ油…大さじ1

**A** ｜ おろしにんにく、
｜ 　おろししょうが…各小さじ½
｜ 赤唐辛子（種を除いて小口切り）
｜ 　…少々
**B** ｜ 酒、しょうゆ…各小さじ2
｜ 砂糖…小さじ1

### 作り方

1 レタスは食べやすくちぎり、氷水にさらす。

2 フライパンにサラダ油を熱し、玉ねぎ、**A**を入れて炒める。玉ねぎがしんなりしたらひき肉を加えてよく混ぜながら炒め、**B**を加えて汁けをとばすように炒める。

3 **2**を器に盛り、水けをふいたレタスを添え、包んでいただく。

エネルギー **232kcal** 糖質 5.9g 塩分 1.0g

# ひき肉

休日は**作りおき**

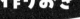

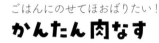

ごはんにのせてほおばりたい！

## かんたん肉なす

**たんぱく質 19.0g**

**材料（4人分）**

**合いびき肉…400g**
なす…3本
長ねぎ（みじん切り）…½本分
しょうが（みじん切り）…1片分

ごま油…大さじ1
A｜焼肉のたれ（市販）…大さじ4
　｜片栗粉…小さじ1

**作り方**

1 なすは1cm厚さの半月切りにする。

2 フライパンにごま油、長ねぎ、しょうがを入れて中火で炒め、香りが立ったらひき肉を加えて炒める。

3 肉がほぐれたら**1**を加えて炒め、ふたをして3分蒸し焼きにする。ふたを取って混ぜ合わせた**A**を加え、煮からめる。

冷蔵 **3**日
冷凍 **2**週間

エネルギー **331**kcal　糖質 9.1g　塩分 1.8g

---

消化吸収のよい鶏ひき肉を使って

## 鶏ひき肉とひよこ豆のドライカレー

**たんぱく質 22.0g**

**材料（4人分）**

**鶏ひき肉…400g**
ピーマン（粗みじん切り）…2個分
玉ねぎ（粗みじん切り）…½個分
にんじん（粗みじん切り）…⅓本分
水煮ひよこ豆…140g
塩…適量
サラダ油…大さじ1
A｜水…1カップ
　｜トマトケチャップ…大さじ3
　｜カレー粉…大さじ2
　｜顆粒コンソメスープの素…小さじ2

**作り方**

1 フライパンにサラダ油を中火で熱し、玉ねぎ、にんじん、ひき肉を加えて炒める。

2 肉の色が変わったらピーマン、水けをきったひよこ豆、**A**を加えてふたをし、5分ほど煮て、塩で味をととのえる。

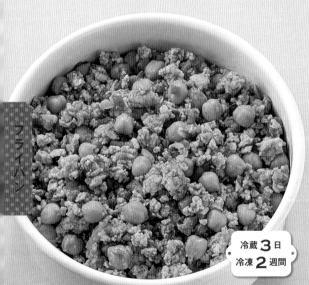

冷蔵 **3**日
冷凍 **2**週間

エネルギー **323**kcal　糖質 13.4g　塩分 1.3g

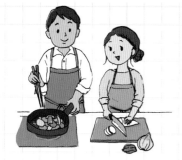

## 平日は帰ってラク早！

七味のピリ辛が効いている
# こんにゃくのそぼろ炒め

たんぱく質 **13.9g**

**材料（2人分）**

合いびき肉…150g
こんにゃく…½枚
サラダ油…大さじ1

A｜しょうゆ、みりん…各大さじ1
　｜酒…大さじ½
　｜七味唐辛子…少々

**作り方**

**1** こんにゃくは両面に格子状に切り目を入れ、1.5cm角に切る。

**2** フライパンに1をから炒りし、水けをとばして一度取り出す。

**3** 同じフライパンにサラダ油を中火で熱し、ひき肉を入れてよく炒める。火が通ったら2をもどし入れ、Aを加えて煮からめる。

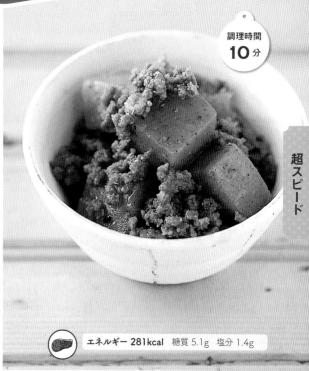

調理時間 **10分**

超スピード

エネルギー **281kcal** 糖質 5.1g 塩分 1.4g

---

肉と野菜ではさんだ粉チーズがアクセントに
# 牛ひき肉と野菜のはさみ焼き

**材料（2人分）**

牛ひき肉…150g

たんぱく質 **17.7g**

グリーンアスパラガス…8本
玉ねぎ（みじん切り）…¼個分
にんにく（みじん切り）…1片分
バター…15g
A｜トマトケチャップ…大さじ2
　｜おろしにんにく、塩、こしょう…各少々
粉チーズ…大さじ2

**作り方**

**1** アスパラガスは、根元を除いて半分に切り、熱湯でさっと塩ゆでする。

**2** フライパンにバターを溶かし、玉ねぎ、にんにくを炒める。玉ねぎが透き通ってきたらひき肉を加えて炒め合わせ、肉の色が変わったらAを加えて少々煮込む。

**3** バター（分量外）を薄く塗った耐熱容器に2を⅓量入れ、1、粉チーズを半量ずつ順にのせる。同様にもう一度繰り返し、最後に残りの2をのせ、オーブントースターでこんがりと焼く。

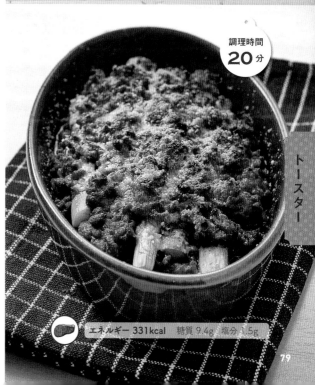

調理時間 **20分**

トースター

エネルギー **331kcal** 糖質 9.4g 塩分 1.5g

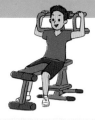

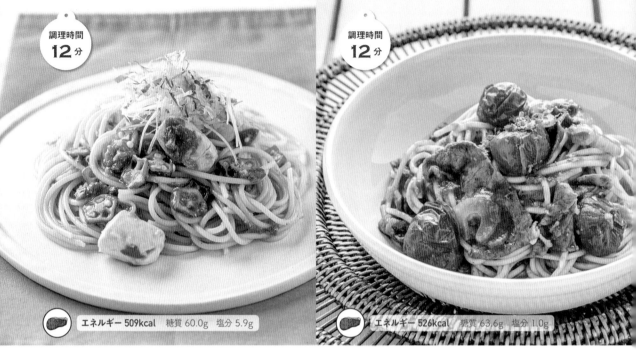

# たんぱく強化パスタ

調理時間 **12**分

調理時間 **12**分

エネルギー 509kcal　糖質 60.0g　塩分 5.9g

エネルギー 526kcal　糖質 63.6g　塩分 1.0g

---

梅と酢のダブルアミノ酸で疲労も回復

## オクラと鶏ささみの梅風味パスタ

たんぱく質 **27.9g**

材料(2人分)

スパゲッティ…160g
鶏ささみ(筋なし)…3本
オクラ…6本
塩…少々
オリーブオイル
　…大さじ1
酒…大さじ2

A
梅干し(種を除いて包丁で
　たたく)…大2個分
酢、しょうゆ…各大さじ3
すりごま(白)…大さじ1
おろししょうが…小さじ1
白髪ねぎ、かつお節…各適量

作り方

1 スパゲッティは塩大さじ2(分量外)を加えたたっぷりの熱湯で表示時間通りにゆで、水けをきる。

2 フライパンにオリーブオイルを熱し、2cm厚さに切った鶏ささみを炒め、酒を回し入れて火を通す。板ずりして小口切りにしたオクラを加えてさっと炒める。

3 Aを加えて混ぜ、1とからめ、塩を加えて味をととのえ、器に盛って白髪ねぎ、かつお節をのせる。

---

トレーニング後にうれしい酸味とコク

## 牛肉とミニトマトのパスタ

たんぱく質 **18.2g**

材料(2人分)

スパゲッティ…160g
牛薄切り肉…60g
ミニトマト…12個
セロリ…½本
にんにく(みじん切り)…2片分

トマトピューレ…大さじ3
塩、こしょう…各適量
オリーブオイル…大さじ2
パセリ(みじん切り)…適量

作り方

1 スパゲッティは塩大さじ2(分量外)を加えたたっぷりの熱湯で表示時間通りにゆで、水けをきる。ゆで汁¼カップは取っておく。

2 牛肉は4cm長さに切って塩、こしょうをふる。

3 フライパンにオリーブオイル、にんにくを熱し、2を色が変わるまで炒めたら、ミニトマト、薄切りにしたセロリを加えて炒め合わせる。1、トマトピューレ、ゆで汁、塩、こしょうを加えてからめ、器に盛ってパセリを散らす。

トレーニング中の人が炭水化物をとるなら、パスタがおすすめ！ パスタは主食の中でも植物性たんぱく質を比較的多く含んでいます。具材やソースを工夫することで、ひと皿でたんぱく質を効率よくとることができますよ。

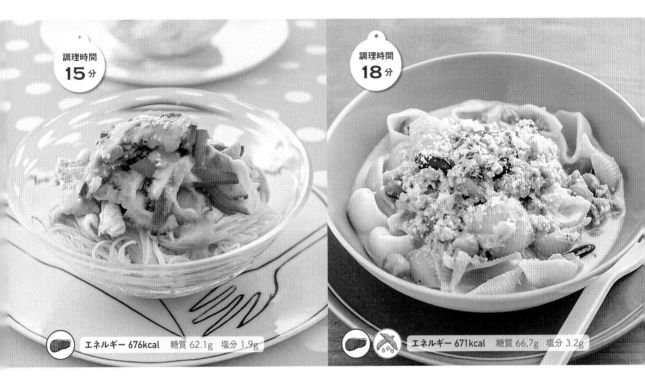

調理時間 **15**分

エネルギー **676kcal** 糖質 62.1g 塩分 1.9g

調理時間 **18**分

エネルギー **671kcal** 糖質 66.7g 塩分 3.2g

ダイエット中もうれしい美肌レシピ

## ゴーヤと豚しゃぶの冷製パスタ

たんぱく質 **26.9g**

材料（2人分）

カッペリーニ…160g
豚ももしゃぶしゃぶ用肉
　…100g
ゴーヤ…¼本
パプリカ（赤）…¼個
塩、酒…各適量

**A** 練りごま（白）…大さじ3
　だし汁…大さじ2
　砂糖、しょうゆ、酢
　…各大さじ1
　マヨネーズ…大さじ½
オリーブオイル、
　いりごま（白）…各大さじ1

作り方

1 カッペリーニは塩大さじ1（分量外）を加えたたっぷりの熱湯で表示時間通りにゆで、冷水にとって水けをきり、オリーブオイルをからめる。豚肉は塩、酒を加えた熱湯でゆでて冷水にとり、水けをきって食べやすく切る。

2 ゴーヤは縦半分に切って種とわたを除いて薄切りに、パプリカは半分の長さの細切りにし、それぞれ塩少々（分量外）をふってしんなりさせる。

3 器に1、水けを絞った2をのせ、混ぜ合わせたAをかけていりごまをふる。

豆をプラスしてたんぱく質のバランス◎

## ひき肉と豆のスープパスタ

たんぱく質 **33.3g**

材料（2人分）

コンキリエ…140g
鶏ひき肉…120g
玉ねぎ（粗みじん切り）…¼個分
ミックスビーンズ…80g
にんにく（みじん切り）…1片分
塩、こしょう…各少々
バター…12g

**A** 牛乳…2カップ
　水…1と½カップ
　顆粒コンソメスープ
　の素…小さじ1
　塩…小さじ½
粉チーズ…大さじ2
パセリ（みじん切り）…少々

作り方

1 コンキリエは塩大さじ1と½（分量外）を加えたたっぷりの熱湯で表示時間よりも1分短くゆで、水けをきる。

2 鍋にバターを溶かし、玉ねぎ、にんにくをしんなりするまで炒め、ひき肉を加えて塩、こしょうし、色が変わるまで炒める。Aを加えて沸騰したらアクを除き、ミックスビーンズを加えて弱火で5分煮る。

3 2に1を加え、1分ほど煮込む。器に盛り、粉チーズ、パセリを散らす。

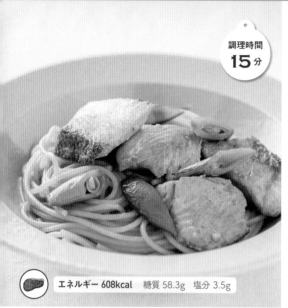

鮭をぜいたくに使ってたんぱく質アップ

# 焼き鮭とスナップえんどうの バターじょうゆパスタ

たんぱく質 **34.8g**

### 材料(2人分)
スパゲッティ…160g
生鮭(4等分に切る)
　…2切れ分
スナップえんどう…6本
にんにく(包丁の腹でつぶす)
　…1片分
塩、こしょう…各少々
オリーブオイル…大さじ1
白ワイン…大さじ3
しょうゆ…大さじ2
バター…20g

### 作り方
1 スパゲッティは塩大さじ2(分量外)を加えたたっぷりの熱湯で表示時間通りにゆで、水けをきる。
2 鮭は塩、こしょうをふる。フライパンにオリーブオイルを弱火で熱し、にんにくを入れる。香りが立ったら取り出して鮭を入れ、両面焼いて、白ワインを回し入れる。
3 2に筋を除いて3等分に切ったスナップえんどうを加え、ふたをして弱火で2分ほど蒸す。1、しょうゆ、バターを加えてからめる。

エネルギー 608kcal　糖質 58.3g　塩分 3.5g

良質なたんぱく質がしっかりとれる

# まぐろとアボカドの 和風パスタ

たんぱく質 **27.9g**

### 材料(2人分)
スパゲッティ…160g
まぐろ(赤身・刺身用)…100g
アボカド…½個
水菜(ざく切り)…¼束分
卵黄…2個分
粗びき黒こしょう…適量
A　オリーブオイル、
　　しょうゆ…各大さじ3
　　酢…大さじ2
　　練りわさび…少々

### 作り方
1 スパゲッティは塩大さじ2(分量外)を加えたたっぷりの熱湯で表示時間通りにゆで、水けをきる。水菜と混ぜ合わせたAの半量をあえる。
2 アボカドは種を除いて細かく切る。まぐろはたたく。
3 器に1を盛り、2、卵黄をのせる。粗びき黒こしょうをふり、残りのAをかける。

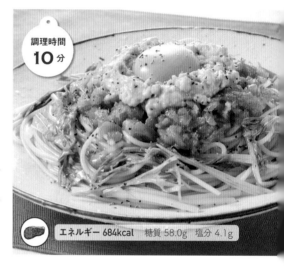

エネルギー 684kcal　糖質 58.0g　塩分 4.1g

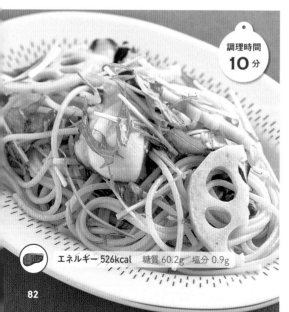

低カロリーのたこでヘルシーに

# たことれんこんの ガーリックパスタ

たんぱく質 **23.9g**

### 材料(2人分)
スパゲッティ…160g
ゆでたこ(薄いそぎ切り)
　…100g
れんこん(半月切り)…50g
水菜(ざく切り)…1株分
にんにく(薄切り)…1片分
赤唐辛子(種を除く)…2本
オリーブオイル…大さじ3
塩、こしょう…各少々

### 作り方
1 スパゲッティは塩大さじ2(分量外)を加えたたっぷりの熱湯で表示時間通りにゆで、水けをきる。
2 れんこんは酢水(分量外)にさらして水けをきる。
3 フライパンにオリーブオイル、にんにく、赤唐辛子を入れて弱火で熱し、にんにくがきつね色になったら2、ゆでたこを加えてさっと炒め、火を止めて水菜、1、塩、こしょうを加えて混ぜ合わせる。

エネルギー 526kcal　糖質 60.2g　塩分 0.9g

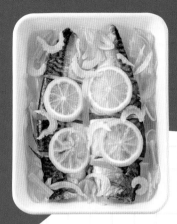
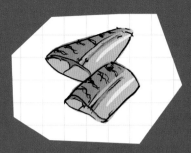

# PART2

# 魚のおかず

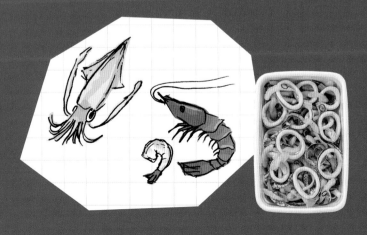
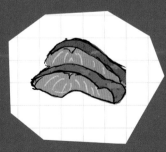

ロイシン豊富なかつおや、DHA たっぷりのさばなど、魚介類は栄養成分が豊富。
比較的カロリーの低い食材が多いのもうれしいポイントです。
面倒くさいことなしのアイデアレシピを詰め込みました。

# 生鮭

**作りおきポイント**

高たんぱく質の生鮭は脂質が少なめなうえ、筋肉の合成を助けるビタミンDが豊富に含まれている優秀食材！ ピカタはカレー味の衣に粉チーズを入れてコクのある味わいに。時間が経ってもずっとおいしい。

## 休日は作りおき

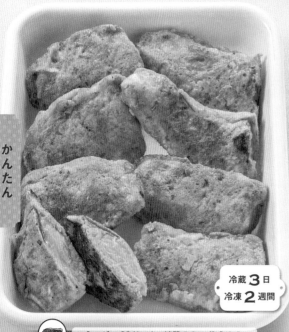

かんたん

冷蔵 **3**日
冷凍 **2**週間

 エネルギー 236kcal　糖質 5.3g　塩分 1.5g

ポリ袋を使って粉つけラクラク

### 鮭のチーズカレーピカタ

たんぱく質 **27.0**g

**材料**（4人分）

**生鮭**…4切れ
塩…小さじ¾
こしょう…少々
**A** 小麦粉…大さじ3
　　カレー粉…小さじ1

**B** 溶き卵…2個分
　　粉チーズ…大さじ3
　　パセリ（みじん切り）
　　　…大さじ1
サラダ油…大さじ1

**作り方**

**1** 鮭は骨を除いて半分に切り、水けをふいて、塩、こしょうで下味をつける。

**2** ポリ袋に**1**、**A**を入れて全体にまぶし、混ぜ合わせた**B**にくぐらせる。

**3** フライパンにサラダ油を中火で熱し、**2**を焼き色がつくまで焼く。裏返して焼いて中まで火を通す。

---

甘酸っぱいたれがからんで美味

### 鮭のハニーマスタード焼き

たんぱく質 **24.0**g

**材料**（4人分）

**生鮭**…4切れ
パプリカ（赤）…1個
塩、こしょう、小麦粉…各適量
**A** しょうゆ、酒…各大さじ2
　　はちみつ…大さじ1
　　粒マスタード…小さじ2
オリーブオイル…大さじ1

**作り方**

**1** 鮭は骨を除いて半分に切り、水けをふいて、塩、こしょうをふって小麦粉をまぶす。パプリカは縦1cm幅の細切りにする。

**2** フライパンにオリーブオイルを中火で熱し、**1**の鮭を焼き色がつくまで焼き、パプリカを加えて炒め合わせる。

**3** パプリカがしんなりしたら**A**を加えて炒め合わせる。

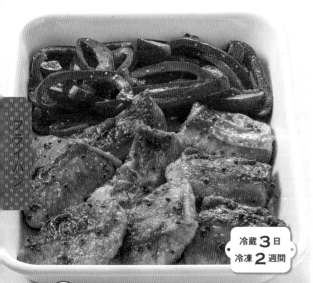

フライパン

冷蔵 **3**日
冷凍 **2**週間

エネルギー 255kcal　糖質 11.4g　塩分 1.7g

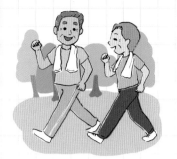

## 平日は帰ってラク早!

### 鮭のうまみたっぷり
# 鮭と温野菜の レモン蒸し

たんぱく質
**26.4g**

調理時間
**15分**

レンチン

**材料(2人分)**

**生鮭…2切れ**
にんじん…½本
ブロッコリー…½株
カリフラワー…¼株

レモン(輪切り)…2枚
塩、こしょう…各少々
白ワイン…大さじ2
バター…20g

**作り方**

1. 鮭は両面に軽く塩、こしょうをふり、水けをふいて耐熱容器に入れてレモンをのせる。白ワインをふり、ラップをして電子レンジで3分加熱する。

2. ブロッコリー、カリフラワーは小房に分け、にんじんは小さめの乱切りにする。

3. **1**を取り出し、バター、**2**を順にのせて、同様に6分加熱し、蒸し汁を野菜と鮭にからませる。

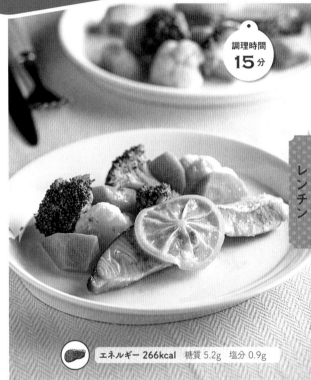

**エネルギー 266kcal** 糖質 5.2g 塩分 0.9g

### 魚嫌いも笑顔になれる!
# 鮭のマヨみそ ホイル焼き

たんぱく質
**24.9g**

トースター

**材料(2人分)**

**生鮭…2切れ**
玉ねぎ…½個
ほうれん草(冷凍・ゆで)
　…90g
塩、こしょう…各少々

バター…少々
酒…小さじ2
A｜マヨネーズ…大さじ2
　｜みそ、すりごま(白)
　｜　各小さじ1

**作り方**

1. 鮭は両面に軽く塩、こしょうをふり、水けをふく。玉ねぎは1cm厚さの半月切りにする。

2. アルミホイルに半量のバターを塗り、玉ねぎ、鮭、ほうれん草の順に半量のせ、酒を回しかけて包む。同様にもう1つ作る。

3. オーブントースターで15分ほど蒸し焼きにし、口を開いて、混ぜ合わせた**A**をかけ、焦げ目がつくまでさらに焼く。

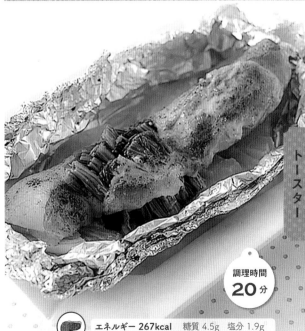

調理時間
**20分**

**エネルギー 267kcal** 糖質 4.5g 塩分 1.9g

# 塩鮭・サーモン

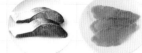

**作りおきポイント**

塩鮭は下ゆですることで臭みと塩分を軽減! ゆずこしょうがアクセントになった漬け汁でおいしさをキープします。クリーム煮は塩鮭を焼いて香ばしく。レンチンしたじゃがいもやにんじんを加えても◎。

## 休日は 作りおき

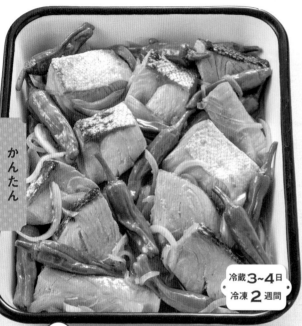

かんたん

冷蔵 **3~4**日
冷凍 **2** 週間

エネルギー **301**kcal　糖質 4.3g　塩分 2.0g

ゆずこしょうは少量ずつ加えて

### 塩鮭ゆずこしょうマリネ

たんぱく質 **23.2**g

**材料(4人分)**

**塩鮭**…4切れ
ししとう…16本
玉ねぎ…½個
A｜酢、オリーブオイル…各大さじ4
　｜しょうゆ、砂糖…各大さじ1
　｜ゆずこしょう…小さじ1

**作り方**

**1** 鮭は骨を除いて3等分に切り、熱湯で5分ゆでる。

**2** 玉ねぎは薄切り、ししとうは楊枝で数か所穴をあける。鍋に玉ねぎ、ししとう、**A**を入れてひと煮立ちさせる。

**3** 保存容器に**1**を入れて**2**を注ぎ、粗熱が取れたら冷蔵庫で30分以上漬ける。

---

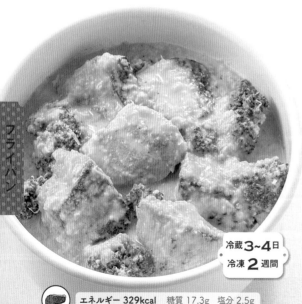

フライパン

冷蔵 **3~4**日
冷凍 **2** 週間

エネルギー **329**kcal　糖質 17.3g　塩分 2.5g

コーンクリーム缶でかんたん煮込み!

### 鮭のコーンクリーム煮

たんぱく質 **26.6**g

**材料(4人分)**

**塩鮭**…4切れ
ブロッコリー…1株
バター…10g
A｜コーンクリーム缶…小2缶(360g)
　｜牛乳…¾カップ
　｜こしょう…適量

**作り方**

**1** 鮭は骨を除いて3等分に切って水けをふく。ブロッコリーは小房に分けて塩ゆでする。

**2** フライパンにバターを溶かし、中火にして**1**の鮭を焼き色がつくまで焼く。

**3** **A**を加えて弱火でとろみがつくまで5~6分煮たら、ブロッコリーを加えて温める。

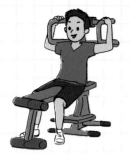

## 平日は帰ってラク早!

### 頑張った日のごほうびサラダ
### スモークサーモンと玉ねぎのサラダ

たんぱく質 **10.6**g

**材料（2人分）**
スモークサーモン…80g
玉ねぎ…¼個
**A** レモン（いちょう切り）…⅛個分
サラダ油、酢…各大さじ1と⅔
砂糖…小さじ½
ケッパー（あれば）…小さじ½
チャービル（あれば）…適量

**作り方**

1 玉ねぎは薄切りにして水に10分さらし、ざるにあげて水けをきる。

2 器に1、スモークサーモンを盛り、Aをかける。ケッパーを散らし、チャービルを添える。

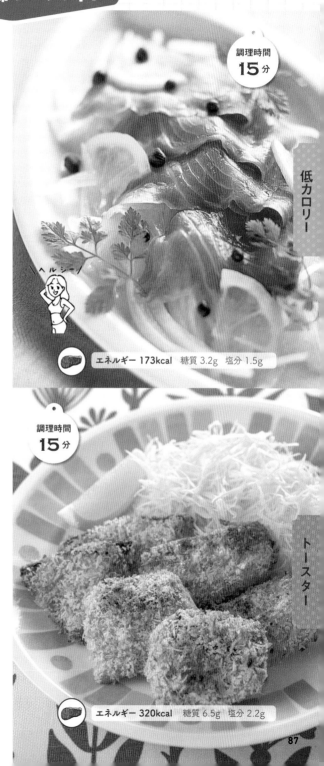

調理時間 **15**分

低カロリー

ヘルシー

エネルギー **173kcal** 糖質 3.2g 塩分 1.5g

### マヨを使ってノンフライなのに揚げ物食感!
### 揚げない鮭フライ

たんぱく質 **24.3**g

**材料（2人分）**
塩鮭…2切れ
パン粉…15g
マヨネーズ…大さじ2
キャベツ（せん切り）、レモン（くし形切り）…各適量

**作り方**

1 鮭は骨を除いて3等分に切って水けをふく。

2 ポリ袋に1、マヨネーズをもみ込む。パン粉を入れた別のポリ袋に1切れずつ加え、もみ込むようにしてパン粉をまぶす。

3 天板にアルミホイルを敷き、2をのせて、オーブントースターで焼き色がつくまで10分ほど焼く。器に盛り、キャベツ、レモンを添える。

調理時間 **15**分

トースター

エネルギー **320kcal** 糖質 6.5g 塩分 2.2g

# たら

**作りおきポイント**

淡白な味わいのたらは糖質と脂質がほぼゼロ。酒やみそ床に漬けると臭みが抜け、身もふっくらします。はちみつみそ漬けを冷凍するときは、漬けた状態で1切れずつラップをしましょう。

**休日は作りおき**

かんたん

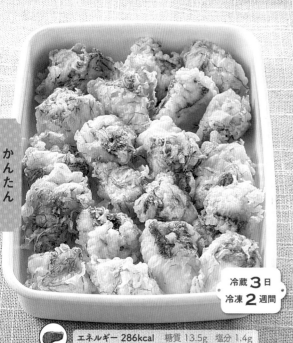

冷蔵 **3** 日
冷凍 **2** 週間

エネルギー 286kcal　糖質 13.5g　塩分 1.4g

好みで梅肉をつけてもおいしい

## たらの大葉天ぷら

たんぱく質 **19.2**g

**材料(4人分)**

**生たら…4切れ**

A｜青じそ(せん切り)…5枚分
　｜しょうが(すりおろし)…1片分
　｜酒…大さじ2
　｜塩…小さじ⅓

天ぷら粉…100g

水…160㎖

揚げ油、塩…各適量

**作り方**

**1** たらはひと口大に切ってAに15分ほど漬ける。

**2** ボウルに天ぷら粉、水、青じそを入れて混ぜ合わせる。

**3** たらの汁を軽くきって2にくぐらせ、170℃の揚げ油でカラッと揚げる。お好みで塩をつけていただく。

---

冷凍にぴったり

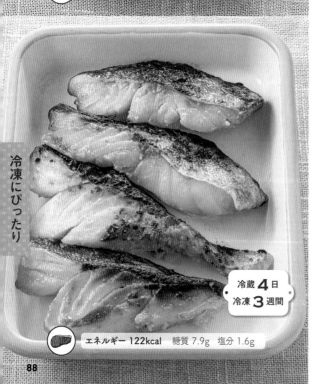

冷蔵 **4** 日
冷凍 **3** 週間

エネルギー 122kcal　糖質 7.9g　塩分 1.6g

ひと晩漬けて本格的な味わいに

## たらのはちみつみそ漬け

たんぱく質 **18.9**g

**材料(4人分)**

**生たら…4切れ**

A｜みそ…60g
　｜はちみつ…大さじ2
　｜酒…大さじ1

**作り方**

**1** たらは塩(分量外)をふって10分おき、水けをふく。

**2** ポリ袋にAを入れてよく混ぜ、1を加えてひと晩漬ける。

**3** 2のたれを軽く落として、魚焼きグリルで10分ほど焼く。

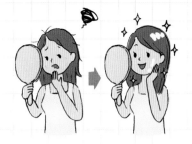

ラク早ポイント

レンジ蒸しは低カロリーの食材を組み合わせたメニュー。食べごたえもあるからダイエット中にぴったりです。たらチリは、たらを揚げることでコクがランクアップ。甘辛であと引く味わいに。

## レンジにおまかせ蒸し料理
# たらとわかめのレンジ蒸し

**たんぱく質 19.3g**

**材料(2人分)**

**生たら…2切れ**
しめじ…½パック(50g)
にんじん…⅓本
わかめ(乾燥)…5g
塩…少々
**A** 水…大さじ2
酒…大さじ1
レモン(くし形切り)…適量
ポン酢しょうゆ…適量

**作り方**

1 わかめは水に浸けてもどし、水けを絞って、オーブンシートを敷いた耐熱容器に広げる。

2 しめじは石づきを除いてほぐし、にんじんは短冊切りにする。

3 1にたらを1切れずつのせて塩をふり、Aをふりかける。2をのせてラップをし、電子レンジで4分ほど加熱する。等分に器に盛り、レモンを添え、ポン酢しょうゆをかけていただく。

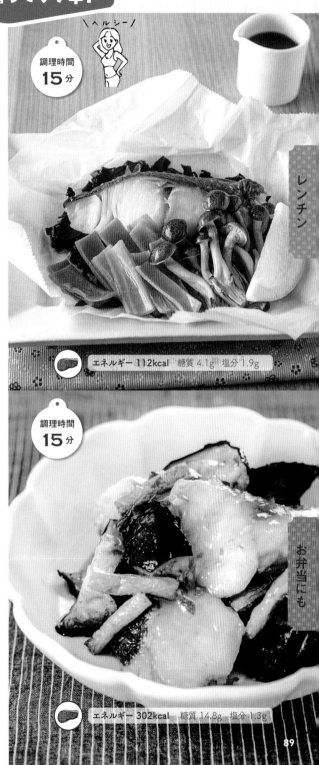

\ヘルシー/

調理時間 **15分**

レンチン

エネルギー 112kcal　糖質 4.1g　塩分 1.9g

## ほんのり甘いソースに淡白な白身魚が合う
# たらのチリソース

**たんぱく質 18.9g**

**材料(2人分)**

**生たら…2切れ**
なす…2本
さやいんげん…4本
塩、酒…各少々
揚げ油、片栗粉…各適量
**A** スイートチリソース…大さじ4
水…大さじ2
鶏ガラスープの素…少々

**作り方**

1 なすは乱切り、いんげんは4等分にする。たらは4等分のそぎ切りにして塩、酒をふる。

2 1の野菜を160℃の揚げ油で素揚げする。たらの汁けをふいて片栗粉をまぶし、170℃の揚げ油でカラッと揚げる。

3 ボウルにAを合わせて、2を加えてからめる。

調理時間 **15分**

お弁当にも

エネルギー 302kcal　糖質 14.8g　塩分 1.3g

# めかじき

**作りおきポイント**

めかじきは筋肉量UPの助けになるビタミンD入り！ほどよく脂質も含まれているから加熱後もやわらかです。みそ炒めは、めかじきに小麦粉をまぶすことで作りおいてもふっくらとした食感が残ります。

**休日は作りおき**

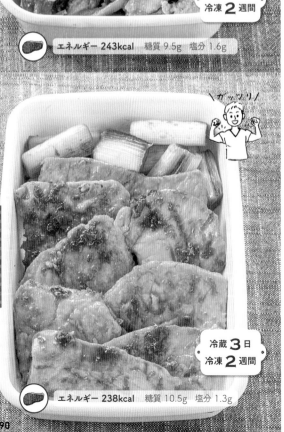

かんたん

**冷蔵 3日**
**冷凍 2週間**

🔲 **エネルギー 243kcal** 糖質 9.5g 塩分 1.6g

---

シャキっとしたピーマンの食感も楽しい
## めかじきとなすの ピリ辛みそ炒め

**たんぱく質 21.4g**

**材料（4人分）**

めかじき…4切れ
なす…2本
ピーマン…4個
塩、こしょう、小麦粉
　…各適量

ごま油…大さじ1
A｜みそ…大さじ2
　｜酒、砂糖…各大さじ1
　｜豆板醤…小さじ½

**作り方**

**1** めかじきは1.5cm幅の棒状に切って水けをふき、塩、こしょうをふって小麦粉をまぶす。なすは半分の長さに切って縦6等分に切る。ピーマンは縦1cm幅に切る。

**2** フライパンにごま油を中火で熱し、**1**のめかじきを焼き色がつくまで焼き、なすを加えて炒める。

**3** なすがしんなりしたらピーマンを加えてさっと炒め、**A**を加えて炒め合わせる。

---

フライパン

ガッツリ

**冷蔵 3日**
**冷凍 2週間**

🔲 **エネルギー 238kcal** 糖質 10.5g 塩分 1.3g

---

肉厚でジューシー！
## めかじきのしょうが焼き

**たんぱく質 20.5g**

**材料（4人分）**

めかじき…4切れ
長ねぎ…1本
塩、こしょう、小麦粉…各適量
サラダ油…大さじ1
A｜しょうゆ、みりん…各大さじ1と½
　｜酒、砂糖…各小さじ2
　｜しょうが（すりおろし）…1片分

**作り方**

**1** めかじきは半分に切って水けをふき、塩、こしょうをふって小麦粉を薄くまぶす。長ねぎは4cm長さに切る。

**2** フライパンにサラダ油を中火で熱し、**1**をそれぞれ焼き色がつくまで焼く。

**3** 長ねぎに焼き色がついたら**A**を加え、煮汁をかけながら煮からめる。

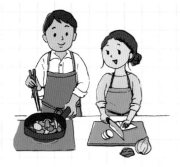

平日は帰ってラク早!

**ラク早ポイント**

骨がなくて調理しやすいめかじきは、時間がないときのお助け食材。ラビゴットソースは市販のドレッシングで手軽に味が決まります。グラタンはホワイトソースなしなのに濃厚で食べごたえバツグン!

みじん切り野菜がたっぷりの絶品ソース

# めかじきのラビゴットソース

たんぱく質 **20.1**g

調理時間 **12**分

超スピード

**材料(2人分)**

めかじき…2切れ
トマト…¼個
きゅうり…¼本
玉ねぎ(みじん切り)…⅛個分
ケッパー(みじん切り)
　…大さじ½

塩、こしょう、小麦粉
　…各少々
オリーブオイル…大さじ1
イタリアンドレッシング
　(市販)…大さじ2
A│塩、こしょう…各少々
パセリ(みじん切り)…適量

**作り方**

**1** トマトは湯むきして種を除き、きゅうりとともに3mm角に切る。玉ねぎは塩もみして水にさらし、水けを絞る。

**2** めかじきは塩、こしょうをふり、小麦粉を薄くまぶす。フライパンにオリーブオイルを中火で熱して両面を焼き、器に盛る。

**3** ボウルに1、ケッパー、イタリアンドレッシングを合わせ、Aで味をととのえる。2にかけて、パセリを散らす。

エネルギー **323**kcal　糖質 6.1g　塩分 1.8g

オーロラ色のソースで華やかに

# めかじきのケチャマヨグラタン

たんぱく質 **21.1**g

調理時間 **15**分

トースター

**材料(2人分)**

めかじき…2切れ
じゃがいも…1個
セロリの葉…20g
塩…少々

A│トマトケチャップ、
　│マヨネーズ…各大さじ2
パン粉…大さじ1

**作り方**

**1** めかじきはひと口大のそぎ切りにして塩をふる。セロリの葉はざく切りにする。

**2** じゃがいもはよく洗って皮つきのまま小さめの乱切りにする。耐熱容器に入れてラップをし、電子レンジで2分30秒加熱する。

**3** 耐熱容器に1、2をのせて混ぜ合わせたAをかけ、パン粉をふってオーブントースターで7分ほど焼く。

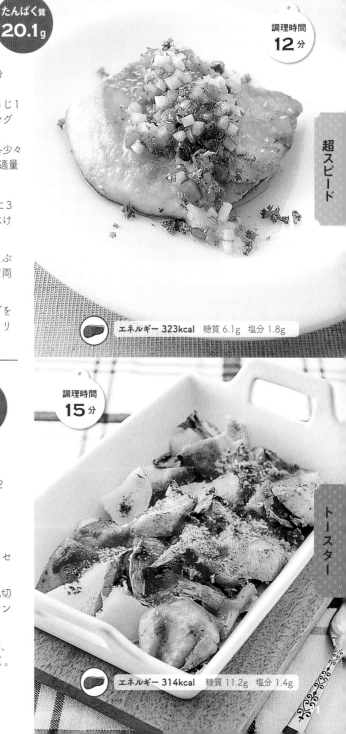

エネルギー **314**kcal　糖質 11.2g　塩分 1.4g

# たい

## 休日は作りおき

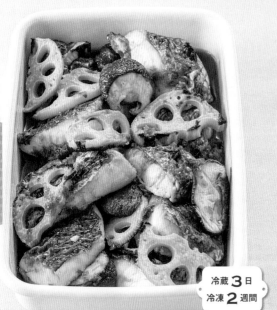

かんたん

**冷蔵 3日**
**冷凍 2週間**

エネルギー 223kcal　糖質7.8g　塩分1.5g

---

焼き漬けは皮の香ばしさが引き立つ！

# たいと野菜の焼き漬け

たんぱく質
**23.2g**

### 材料(4人分)

| | |
|---|---|
| **たい**…4切れ | **A** 水…1カップ |
| れんこん…1節(200g) | めんつゆ(3倍濃縮) |
| しいたけ…4個 | …大さじ3 |
| 酒…大さじ1 | かつお節…4g |
| 塩…小さじ¼ | |

### 作り方

**1** たいは2〜3等分に切って水けをふき、酒、塩をふる。しいたけは軸を除いて半分のそぎ切り、れんこんは7mm幅の半月切りにする。

**2** 小鍋に**A**を入れて温め、かつお節を加えて火を止め、保存容器に入れる。

**3** 魚焼きグリルで**1**を10分ほど焼き、熱いうちに**2**に漬ける。粗熱がとれたら冷蔵庫で1時間以上おく。

---

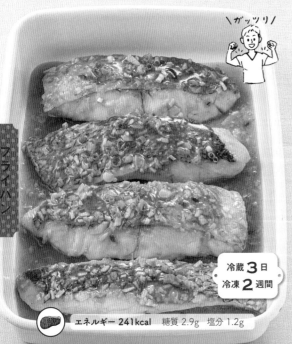

＼ガッツリ／

フライパン

**冷蔵 3日**
**冷凍 2週間**

エネルギー 241kcal　糖質 2.9g　塩分 1.2g

---

薬味たっぷりで元気になれる！

# たいの香味煮

たんぱく質
**21.5g**

### 材料(4人分)

| | |
|---|---|
| **たい**…4切れ | **B** 水…¾カップ |
| 塩、こしょう…各適量 | しょうゆ…大さじ1 |
| サラダ油…大さじ1 | 砂糖、片栗粉…各小さじ1 |
| ごま油…小さじ1 | 鶏ガラスープの素 |
| **A** にんにく(みじん切り)、 | …小さじ½ |
| しょうが(みじん切り) | **C** 長ねぎ(みじん切り) |
| …各1片分 | …10cm分 |
| 豆板醤…小さじ½ | 酢、ごま油 |
| | …各小さじ1 |
| | 小ねぎ(小口切り)…適量 |

### 作り方

**1** たいは水けをふき、塩、こしょうをふる。

**2** フライパンにサラダ油を中火で熱し、**1**を両面焼き色がつくまで焼き、一度取り出す。

**3** 同じフライパンにごま油を足して弱火で熱し、**A**を入れて香りが立ったら**B**を加え、**2**を加えて2〜3分煮る。**C**を加えて混ぜ合わせ、小ねぎを散らす。

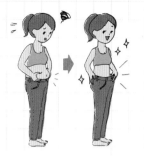

押さえながら焼くのが食感をよくする秘けつ

# たいのソテー バターソース

**たんぱく質 21.3g**

**材料(2人分)**

たい…2切れ
塩、こしょう…各少々
バター…50g
オリーブオイル…大さじ1
クレソン、レモン(くし形切り)
　…各適量

A｜レモン汁
　…大さじ1と½
　タイム(乾燥)、塩、
　こしょう…各少々

**作り方**

1　たいは塩、こしょうをふる。フライパンにオリーブオイルを熱して皮から入れ、押さえながら両面こんがりと焼いて取り出し、器に盛る。

2　1のフライパンをペーパータオルでふき、バターを溶かす。バターが薄茶色になったら**A**を加えて混ぜ合わせる。

3　1に2をかけ、クレソン、レモンを添える。

超スピード

調理時間 **10分**

エネルギー **430kcal**　糖質 2.3g　塩分 1.6g

ちょっと豪華なおもてなし料理

# たいのカルパッチョ

**たんぱく質 22.0g**

**材料(2人分)**

たい(刺身用)…200g
トマト…½個
セロリ…¼本
フライドガーリック、
　パセリ(みじん切り)
　…各適量

A｜オリーブオイル
　…大さじ3
　バルサミコ酢…大さじ1
　レモン汁…大さじ½
　塩、こしょう…各少々

**作り方**

1　トマトは湯むきし、セロリとともに5mm角に切る。フライドガーリックは粗く砕く。

2　たいは薄いそぎ切りにし、器に盛る。

3　ボウルに1、**A**、パセリを加えて混ぜ合わせ、2にかける。

切るだけ

調理時間 **10分**

エネルギー **340kcal**　糖質 5.1g　塩分 0.6g

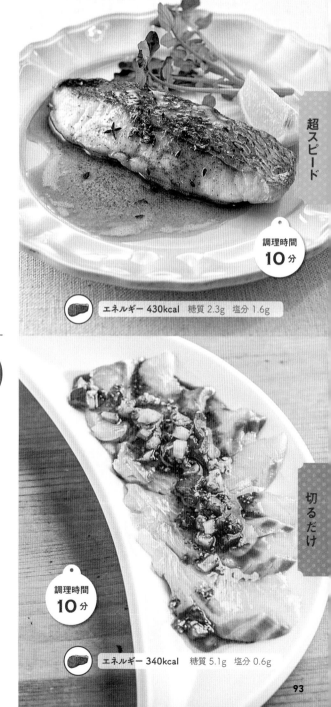

# まぐろ

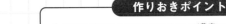

**作りおきポイント**

まぐろにはBCAAのひとつロイシンが豊富に含まれ、筋トレ期間中のおすすめ食材！トマトオイル煮は、にんにくが効いて満足度◎。オイルで煮ることでマグロの臭みやパサつきがやわらぎます。

## 休日は作りおき

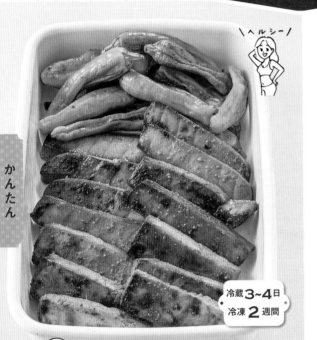

\ヘルシー/

かんたん

冷蔵 **3~4**日
冷凍 **2**週間

エネルギー 124kcal　糖質 4.5g　塩分 1.1g

箸がすすむおつまみメニュー！

### まぐろの山椒漬け焼き

たんぱく質
**20.7**g

材料（4人分）
**まぐろ（赤身・刺身用）…300g**
ししとう…16本
A｜しょうゆ、みりん…各大さじ2
　｜酒…大さじ1
　｜粉山椒…小さじ⅓

作り方

**1** まぐろは1cm厚さに切る。

**2** バットに**A**、**1**を入れて30分漬ける。

**3** ししとう、**2**を、魚焼きグリルで**2**のたれを塗りながら10分ほど焼く。お好みでさらに粉山椒をかけていただく。

---

お刺身が余ったときにもおすすめ◎

### まぐろのトマトオイル煮

たんぱく質
**20.5**g

材料（4人分）
**まぐろ（赤身・刺身用）…300g**
ミニトマト…12個
玉ねぎ…½個
にんにく（みじん切り）…1片分
塩、こしょう…各適量
オリーブオイル…大さじ1
A｜オリーブオイル…½カップ
　｜白ワイン…大さじ3
　｜塩…小さじ¾
パセリ（みじん切り）…大さじ1

作り方

**1** まぐろはひと口大に切り、塩、こしょうをふる。玉ねぎは薄切り、ミニトマトは楊枝などで数か所穴をあける。

**2** フライパンにオリーブオイルを中火で熱し、**1**のまぐろを焼き色がつくまで焼き、にんにく、玉ねぎを加えて炒める。

**3** **A**を加えて弱火で8〜10分ほど煮たら、ミニトマト、パセリを加えて軽く煮る。

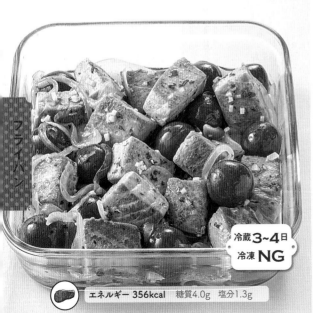

フライパン

冷蔵 **3~4**日
冷凍 **NG**

エネルギー 356kcal　糖質 4.0g　塩分 1.3g

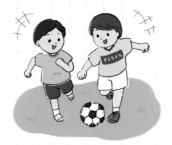

**ラク早ポイント**

高たんぱくのまぐろは、ビタミンDやB群が豊富。赤身を選べば鉄も同時にとれます!和風タルタルは、おしゃれだけど手軽にできるスピードメニュー。お刺身にあきたら雰囲気を変えてみては。

刺身に切り分けたものを使ってもOK

## まぐろのスティック揚げ

**たんぱく質 21.4g**

**材料(2人分)**

まぐろ(赤身・刺身用)
　…150g
ブロッコリー…½株
塩、片栗粉…各少々
揚げ油…適量

A｜かつお節…2g
　｜しょうゆ…小さじ1

B｜しょうゆ…大さじ1と½
　｜みりん…大さじ½
　｜砂糖…小さじ¼

**作り方**

1　まぐろは食べやすい大きさのスティック状に切り、塩をふって下味をつける。片栗粉をまぶし、170℃の揚げ油でカラッと揚げる。

2　ブロッコリーは小房に分けて耐熱容器に入れてラップをし、電子レンジで2分ほど加熱し、Aとあえる。

3　フライパンにBを熱し、1を加えてからめ、器に盛って2を添える。

**調理時間 10分**

お弁当にも

エネルギー **209kcal**　糖質 8.6g　塩分 2.3g

短時間でできるのもうれしい

## まぐろの和風タルタル

**たんぱく質 20.7g**

**材料(2人分)**

まぐろ(中落ち)…150g
小ねぎ(小口切り)
　…1本分
青じそ(せん切り)…2枚分
カイワレ菜(半分に切る)
　…⅛パック分
松の実…大さじ½

A｜オリーブオイル
　｜　…大さじ1と½
　｜しょうゆ…大さじ1
　｜レモン汁…大さじ½
　｜塩、こしょう…各少々
フランスパン(薄切り)…適量

**作り方**

1　まぐろは包丁でたたく。

2　ボウルに1、小ねぎ、青じそ、カイワレ菜、松の実、Aを入れて混ぜ合わせ、器に盛る。フランスパンにのせていただく。

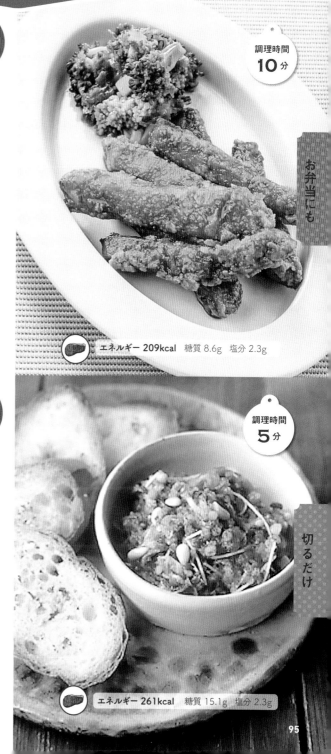

**調理時間 5分**

切るだけ

エネルギー **261kcal**　糖質 15.1g　塩分 2.3g

# かつお

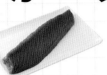

**作りおきポイント**

100gあたりのかつおには、たんぱく質が25g以上とたっぷり！春よりも秋にとれたかつおの方が脂がのっています。ごはんのおともになる角煮は、冷凍しても食感が変わりにくく、おいしさキープ。

## 休日は 作りおき

かんたん

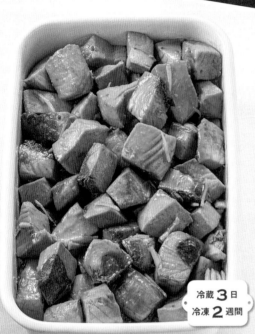

冷蔵 **3**日
冷凍 **2**週間

■ エネルギー 187kcal　糖質 8.5g　塩分 1.6g

あるとうれしい、メシとも常備菜

### かつおの角煮
### コチュジャン風味

たんぱく質
**26.6**g

**材料**(4人分)

**かつお**(刺身用・さく)…**400g**

しょうが(せん切り)…1片分

**A** | 水…½カップ
　　 | 酒、みりん…各大さじ3
　　 | しょうゆ…大さじ2
　　 | コチュジャン、ごま油…各大さじ½

**作り方**

**1** かつおは1.5cm角に切る。

**2** 鍋にAを煮立て、1、しょうがを加えて、沸騰したらアクを除く。

**3** 鍋をゆすりながら煮汁がなくなるまで煮る。

---

フライパン

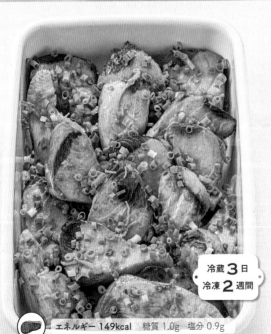

冷蔵 **3**日
冷凍 **2**週間

■ エネルギー 149kcal　糖質 1.0g　塩分 0.9g

高たんぱく、低エネルギーの最強おかず！

### かつおのステーキ
### ねぎポン酢漬け

たんぱく質
**26.2**g

**材料**(4人分)

**かつお**(刺身用・さく)…**400g**

しょうが(せん切り)…1片分

小ねぎ(小口切り)…4本分

塩…少々

ポン酢しょうゆ…大さじ2

サラダ油…大さじ1

**作り方**

**1** かつおは1.5cm厚さに切って塩をふり、10分ほどおいて水けをふく。

**2** フライパンにサラダ油を中火で熱し、しょうが、かつおを入れて両面焼く。

**3** 熱いうちにポン酢しょうゆ、小ねぎと合わせて漬け込む。

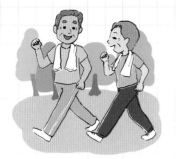

あぶりかつおと菜の花を合わせたあえ物は、ごま油の風味が豊か。お酒のおつまみにもぴったりです。マリネにはたたきを使って、あぶる手間を軽減。さっぱりながらもパンチのある味わいです。

## 平日は帰ってラク早!

小松菜を使ってもOK!

# あぶりかつおと菜の花のしょうがじょうゆ

たんぱく質 **22.8g**

調理時間 **15分**

低カロリー

**材料**(2人分)

**かつお**(刺身用)…150g
菜の花…100g
塩、こしょう…各少々
**A** | しょうゆ、だし汁…各大さじ1と½
  | おろししょうが、ごま油…各小さじ1
糸かつお…適量

**作り方**

**1** かつおは塩、こしょうをふり、水けをふく。菜の花は塩ゆでして冷水にとり、半分に切って水けをよく絞る。

**2** フライパンを中火で熱して、1のかつおの表面をこんがりと焼き、取り出して1cm厚さに切る。

**3** ボウルに1の菜の花、2をさっくりと合わせて器に盛り、合わせたAをかけて糸かつおを添える。

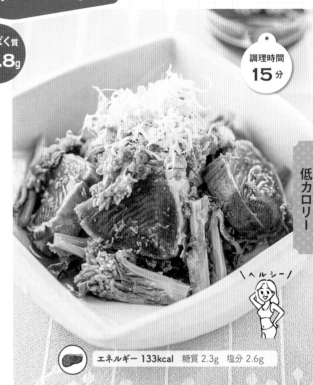

\ヘルシー/

エネルギー **133kcal**　糖質 2.3g　塩分 2.6g

いつもの刺身が大変身!

# かつおのカレー風味マリネ

たんぱく質 **20.8g**

**材料**(2人分)

**かつおのたたき**(さく)
　…150g
トマト…½個
きゅうり…½本
玉ねぎ(みじん切り)…⅛個分
フライドガーリック…適量

**A** | 酢…大さじ1と½
  | オリーブオイル
  | 　…大さじ1
  | しょうゆ…大さじ½
  | 砂糖、カレー粉
  | 　…各小さじ½

**作り方**

**1** かつおのたたきは7mm厚さに、トマト、きゅうりは1cm角に切る。

**2** ボウルにA、1、玉ねぎを入れて混ぜ合わせ、5分ほどおいて味をなじませる。

**3** 2を器に盛り、フライドガーリックをのせる。

切るだけ

調理時間 **15分**

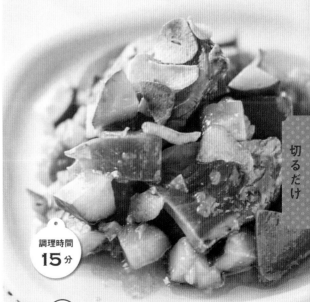

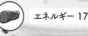
エネルギー **178kcal**　糖質 5.8g　塩分 0.7g

# 生さば・塩さば

**作りおきポイント**

さばにはたんぱく質のほかに、中性脂肪を減らすDHAやEPAが豊富！作りおいてもパサつかずおいしさが続きます。竜田揚げはさばに下味をつけた状態で冷凍し、食べるときに揚げてもOKです。

## 休日は作りおき

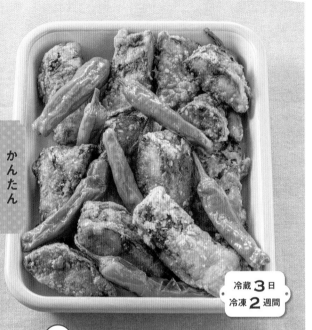

**かんたん**

冷蔵 **3** 日
冷凍 **2** 週間

エネルギー **364kcal**　糖質 12.7g　塩分 1.7g

---

食べ飽きない定番おかず
### さばの竜田揚げ

たんぱく質
**21.8g**

**材料**（4人分）
**生さば…半身2枚**
ししとう…8本
**A** | しょうゆ、みりん、酒…各大さじ2
　　　おろししょうが、おろしにんにく…各小さじ1
片栗粉、サラダ油…各適量

**作り方**

**1** さばは骨を除いてひと口大に切り、混ぜ合わせた**A**に30分ほど漬ける。

**2** **1**の汁けをきって片栗粉をまぶす。ししとうは楊枝などで数か所穴をあける。

**3** フライパンに多めのサラダ油を熱し、**2**をこんがりと揚げ焼きにする。

---

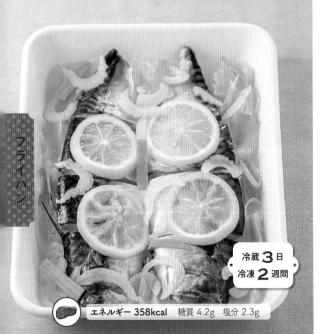

**フライパン**

冷蔵 **3** 日
冷凍 **2** 週間

エネルギー **358kcal**　糖質 4.2g　塩分 2.3g

---

さばの塩けで味つけラクラク
### 塩さばの白ワインレモン煮

たんぱく質
**26.7g**

**材料**（4人分）
**塩さば…半身2枚**
玉ねぎ…½個
セロリ…½本
にんじん…⅓本
塩、こしょう…各少々
オリーブオイル…大さじ1
**A** | レモン（輪切り）…4枚
　　　水、白ワイン…各½カップ

**作り方**

**1** さばは4等分に切る。玉ねぎ、セロリは薄切り、にんじんは短冊切りにする。

**2** フライパンにオリーブオイルを熱して**1**の野菜を炒め、しんなりしたらさば、**A**を加えて落としぶたをして中火で7〜8分煮る。

**3** さばに火が通ったら塩、こしょうで味をととのえる。

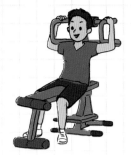

**ラク早ポイント**

さばのみそ煮はレンチンでラクラク調理！火加減の調整なしでふっくら仕上がります。ピザ風焼きには塩さばを使うから味つけの必要なし。ジューシーなさばとチーズがからんでおいしい！

平日は帰ってラク早！

短時間でもこっくり仕上がる

# さばのみそ煮

たんぱく質 **22.3g**

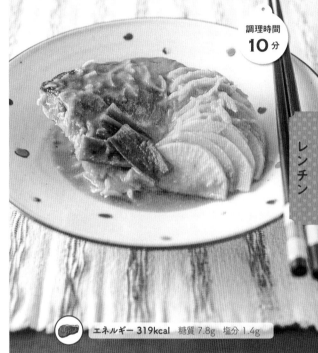

調理時間 **10分**

レンチン

## 材料 (2人分)

**生さば (切り身)…2切れ**
長ねぎ (青い部分)…1本分
大根…2cm
A｜ しょうが (せん切り)…2片分
　｜ 酒…大さじ4
　｜ みそ…大さじ1
　｜ 砂糖…小さじ2

## 作り方

**1** 長ねぎは3cm長さに切る。大根は皮をむいて3mm厚さの半月切りにする。

**2** 耐熱容器にオーブンシートを敷いてさばを入れ、**A**の半量をまんべんなくかける。**1**をのせ、さらに残りの**A**をかける。

**3** ラップをして、電子レンジで7〜8分加熱する。

エネルギー **319kcal**　糖質 7.8g　塩分 1.4g

トースターでもふっくら焼ける

# 塩さばのピザ風焼き

たんぱく質 **30.9g**

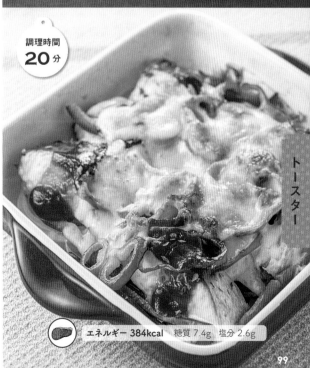

調理時間 **20分**

トースター

## 材料 (2人分)

**塩さば…半身1枚**
ピーマン…1個
パプリカ (赤)…⅓個
玉ねぎ…¼個
トマトケチャップ…大さじ2
オレガノ (乾燥)…少々
ピザ用チーズ…30g

## 作り方

**1** さばはひと口大に切り、ピーマンは輪切り、パプリカは細切りにし、玉ねぎは薄切りにする。

**2** 耐熱容器に玉ねぎ、さば、ピーマン、パプリカの順にのせる。トマトケチャップ、オレガノをかけ、ピザ用チーズをのせてオーブントースターで15分ほど焼く。

エネルギー **384kcal**　糖質 7.4g　塩分 2.6g

# 生さば・塩さば

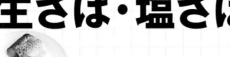

さばの香味だれはピリ辛の味つけで食欲増進！たれがよくからみ、時間が経ってもしっとりしたままです。甘酢炒めはとろっとしたあんがホッとする味。どちらも彩り豊かで食卓が華やかになる一品です。

## 休日は作りおき

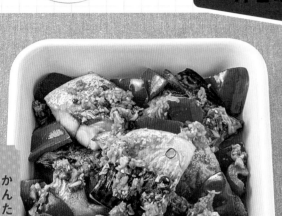

かんたん

香味野菜で臭みをとって

### さばの香味だれ

たんぱく質 **22.0**g

**材料（4人分）**

| **生さば…半身2枚** | A | 長ねぎ（みじん切り）…½本分 |
| パプリカ（赤）…1個 | | しょうが（みじん切り）…1片分 |
| 塩、こしょう | | 赤唐辛子（種を除いて小口切り） |
| 　…各少々 | | 　…1本分 |
| 片栗粉…適量 | | しょうゆ、酢…各大さじ2 |
| サラダ油…大さじ1 | | ごま油、砂糖…各大さじ½ |
| | | いりごま（白）…小さじ1 |

**作り方**

1 さばは骨を除いて4等分に切り、塩、こしょうをふって、片栗粉をまぶす。パプリカは乱切りにする。

2 フライパンにサラダ油を熱して1のさばを焼き、両面に焼き色がついたら、パプリカを加えて炒め合わせる。

3 2に混ぜ合わせたAを加えて炒め合わせる。

冷蔵 **3**日
冷凍 **NG**

エネルギー **337kcal**　糖質9.0g　塩分2.1g

---

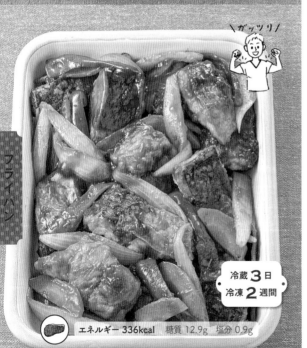

\ガッツリ/

フライパン

さばが苦手な人に食べてほしい！

### さばと野菜の甘酢炒め

たんぱく質 **21.4**g

**材料（4人分）**

**生さば…半身2枚**
ピーマン…2個
玉ねぎ…½個
にんじん…⅓本
片栗粉…適量
サラダ油…大さじ1

A トマトケチャップ、酢、水…各大さじ2
　砂糖、酒…各大さじ1
　しょうゆ、片栗粉…各大さじ½

**作り方**

1 さばはひと口大に切って片栗粉をまぶす。玉ねぎはくし形切り、にんじんは縦半分に切って斜め薄切り、ピーマンは縦1cm幅に切る。

2 フライパンにサラダ油を熱し、1のさばを両面を焼き、残りの1を加えてしんなりするまで炒める。

3 混ぜ合わせたAを加えて炒め合わせる。

冷蔵 **3**日
冷凍 **2**週間

エネルギー **336kcal**　糖質12.9g　塩分0.9g

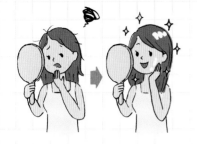

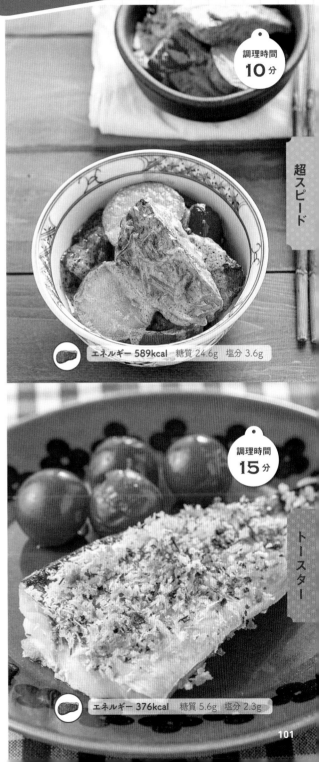
## 平日は帰ってラク早！

海外気分が味わえちゃう!?

# さばのココナッツ
# カレー煮

たんぱく質 **24.4**g

調理時間 **10**分

超スピード

**材料(2人分)**

**生さば(切り身)…2切れ**
さつまいも…½本
パプリカ(赤)…½個
**A** 小麦粉、カレー粉
　　…各大さじ½
サラダ油…大さじ1と½

**B** ココナッツミルク缶
　　…½缶(200g)
水…½カップ
鶏ガラスープの素…大さじ1
塩、おろししょうが
　　…各小さじ½

**作り方**

1 さばは3等分のそぎ切りにし、**A**をまぶす。

2 パプリカは乱切りにする。さつまいもは皮つきのまま1cm厚さの輪切りにして水にさらし、水けをきる。耐熱容器に入れ、ラップをして電子レンジで1分加熱する。

3 フライパンにサラダ油を中火で熱し、**1**を入れて両面こんがりと焼く。**B**を加え、煮立ったらアクを除く。**2**を加えてふたをし、3分ほど煮る。

エネルギー **589kcal** 糖質 24.6g 塩分 3.6g

トースターでちゃちゃっと完成

# 塩さばのハーブ
# パン粉焼き

たんぱく質 **27.4**g

調理時間 **15**分

トースター

**材料(2人分)**

**塩さば…半身1枚**
ミニトマト…8個
**A** パン粉…大さじ2
　　塩、バジル(乾燥)、パセリ(乾燥)…各少々
オリーブオイル…大さじ1

**作り方**

1 さばは半分に切る。

2 耐熱容器に**1**を入れて**A**を等分にのせ、ミニトマトを加えてオリーブオイルを回しかける。

3 オーブントースターで10〜12分焼く。

エネルギー **376kcal** 糖質 5.6g 塩分 2.3g

101

# ぶり

## 休日は作りおき

**かんたん**

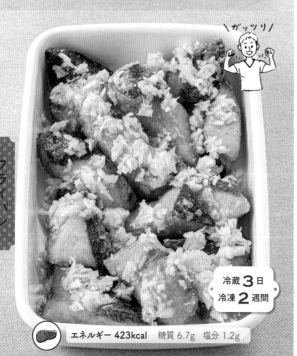

冷蔵 **3**日
冷凍 **2**週間

エネルギー 313kcal　糖質 2.2g　塩分 1.0g

---

間違いない定番のこくうま味

## ぶりのバターポン酢焼き

たんぱく質
**22.0**g

**材料(4人分)**

**ぶり…4切れ**
ししとう…8本
にんにく(みじん切り)…1片分
塩、こしょう…各少々
小麦粉…適量
バター、ポン酢しょうゆ…各大さじ2

**作り方**

**1** ぶりは塩をふって10分おき、水けをふいてこしょう、小麦粉をまぶす。

**2** フライパンにバターを溶かしてにんにくを入れ、中火で1、ししとうを焼く。

**3** ししとうを取り出してぶりを裏返し、ポン酢しょうゆを加えてふたをし、5分ほど蒸し焼きにする。

---

**フライパン**

\ガッツリ/

ねぎたっぷりで元気になれる！

## ぶりのから揚げ
## ねぎ塩だれがけ

たんぱく質
**22.0**g

**材料(4人分)**

**ぶり…4切れ**
長ねぎ(みじん切り)…1本分
**A** しょうゆ、酒…各大さじ½
　　 おろししょうが…小さじ1
**B** ごま油…大さじ3
　　 レモン汁…大さじ½
　　 塩…小さじ½
片栗粉、揚げ油…各適量

**作り方**

**1** ぶりはひと口大に切り、Aをまぶして10分ほどおき、水けをふいて片栗粉をまぶす。

**2** ボウルに長ねぎ、Bを混ぜ合わせる。

**3** 深めのフライパンに揚げ油を170℃で熱し、1をカラッと揚げ、2をかける。

冷蔵 **3**日
冷凍 **2**週間

エネルギー 423kcal　糖質 6.7g　塩分 1.2g

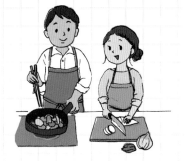

### ラク早ポイント

白ワイン蒸しはレンジでかんたん！ハーブやにんにくが臭い消しと香りづけの働きをし、シンプルながらも風味豊かに。みそを合わせたキムチ煮はコクうま濃厚。サッと火が通るから忙しい日でもラクラク！

素材をいかしたシンプルな味つけ

# ぶりとミニトマトの白ワイン蒸し

**たんぱく質 22.6g**

**調理時間 15分**

**レンチン**

### 材料 (2人分)

**ぶり**…2切れ
ミニトマト…10個
にんにく（薄切り）…1片分
**A** タイム（乾燥）…小さじ1
　　 塩、こしょう…各少々
**B** 白ワイン…大さじ4
　　 オリーブオイル…大さじ1

### 作り方

**1** ぶりは半分に切って**A**をまぶす。ミニトマトはヘタを除いて楊枝で数か所穴をあける。

**2** 耐熱容器に**1**を入れてにんにくをのせ、**B**を回し入れる。ふんわりとラップをし、電子レンジで6〜7分加熱する。粗熱がとれるまで、そのまま蒸らす。

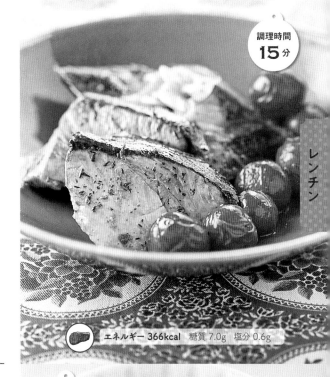

エネルギー **366kcal**　糖質 7.0g　塩分 0.6g

キムチは魚のうまみとも相性抜群

# ぶりのキムチ煮

**たんぱく質 25.0g**

**調理時間 10分**

**超スピード**

### 材料 (2人分)

**ぶり**…2切れ
白菜キムチ…100g
わけぎ（ざく切り）…½束分
にんにく（薄切り）…1片分
ごま油…大さじ1
**A** 水…1カップ
　　 みそ、砂糖…各大さじ1
　　 しょうゆ…小さじ1

### 作り方

**1** フライパンにごま油、にんにくを中火で熱し、香りが立ったらぶりを入れ、白菜キムチを漬け汁ごとのせる。

**2** **A**を加えて落としぶたをし、弱火で5分ほど煮る。わけぎを加え、さっと火を通す。

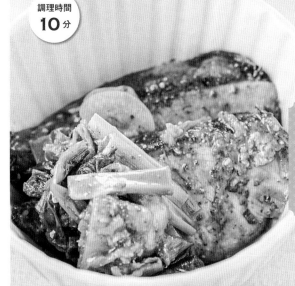

 エネルギー **389kcal**　糖質 11.8g　塩分 2.8g

# さんま

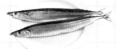

**休日は 作りおき**

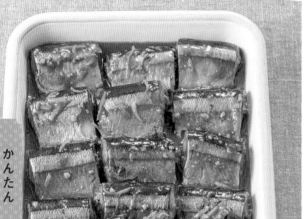

かんたん

冷蔵 **3** 日
冷凍 **2** 週間

エネルギー 441kcal　糖質 15.1g　塩分 3.1g

筒切りにして味染みをよく
## さんまのみそ煮

たんぱく質
**21.3g**

**材料 (4人分)**

**さんま…4尾**

しょうが (せん切り)…1片分

A　水…250mℓ
　　酒…½カップ
　　みそ、みりん…各大さじ4
　　砂糖…大さじ3
　　しょうゆ…大さじ2

**作り方**

**1** さんまは頭を落として筒切りにし、内臓を除いてよく洗う。

**2** 鍋にAを煮立て、1、しょうがを加え、落としぶたをして15分ほど煮る。

---

まん丸の見た目がかわいい
## さんまの
## ハーブトマトロール

たんぱく質
**19.4g**

**材料 (4人分)**

**さんま (3枚おろし)…4尾分**

ミニトマト…8個

ハーブソルト…小さじ1

小麦粉…適量

オリーブオイル、白ワイン…各大さじ1

**作り方**

**1** さんまはハーブソルトをまぶし、身側を上にして小麦粉をふる。ミニトマトをのせて巻き、楊枝で留めてさらに小麦粉を全体にまぶす。

**2** フライパンにオリーブオイルを中火で熱して1を両面焼く。

**3** 白ワインを加えてふたをし、弱火で3〜4分蒸し焼きにして楊枝を外す。

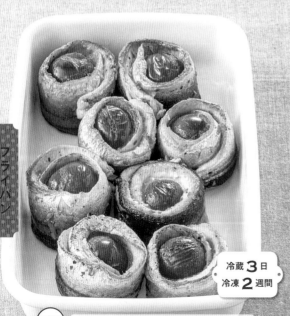

フライパン

冷蔵 **3** 日
冷凍 **2** 週間

エネルギー 380kcal　糖質 3.1g　塩分 0.7g

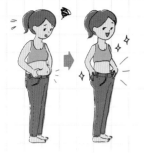

ラク早ポイント

みそにしょうがを効かせた甘辛焼きはグリルで焼き色をつけて香ばしく。
定番の焼き物もアーモンドだれで食感をプラスすると一風変わった味
わいに。グリルで焼くときに酢を塗ると焼き網に身がくっつきません。

## 香り高く仕上げて
# さんまの甘辛焼き

**たんぱく質 19.9g**

**材料（2人分）**

さんま…2尾

A｜みそ…大さじ2
　｜おろししょうが…小さじ1
　｜酒、みりん…各小さじ½

青じそ（せん切り）…2枚分

いりごま（白）…適量

**作り方**

1 さんまは頭を落として筒切りにし、内臓を除いて洗い、水けをふく。

2 片面に混ぜ合わせたAを塗り、魚焼きグリルでこんがりと焼いて器に盛る。

3 青じそをのせ、いりごまをふる。

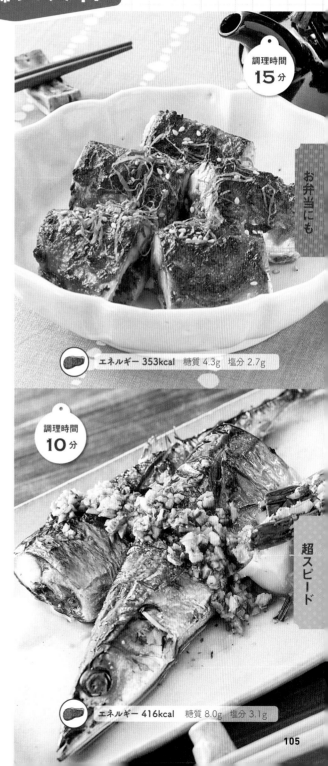

調理時間 15分

お弁当にも

エネルギー 353kcal　糖質 4.3g　塩分 2.7g

## 青菜にもよく合うたれが美味！
# 焼きさんまの
# アーモンドだれ

**たんぱく質 20.7g**

**材料（2人分）**

さんま…2尾

チンゲン菜…1株

塩…少々

酢…適量

A｜アーモンド（無塩で素焼き・細かく刻む）…20g
　｜薄口しょうゆ、みりん…各大さじ1と½

**作り方**

1 さんまは半分に切り、片面に十字の浅い切り込みを入れ、塩をふる。酢を薄く塗り、魚焼きグリルで焼く。

2 チンゲン菜は縦6等分に切り、塩ゆでして適当な長さに切る。

3 器に1、2を盛り、混ぜ合わせたAをかける。

調理時間 10分

超スピード

エネルギー 416kcal　糖質 8.0g　塩分 3.1g

# あじ

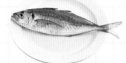

## 休日は作りおき

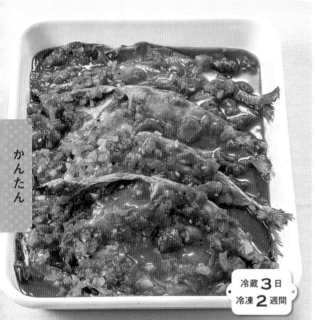

かんたん

冷蔵 **3**日
冷凍 **2**週間

エネルギー 172kcal　糖質 5.8g　塩分 2.0g

干物を使ったアイデアレシピ
### あじの干物のトマト煮

たんぱく質 **14.4**g

**材料（4人分）**
**あじの干物…4枚**
玉ねぎ（みじん切り）…½個分
にんにく（みじん切り）…1片分
塩、粗びき黒こしょう…各少々
オリーブオイル…大さじ1
**A** ┌ カットトマト缶…1缶（400g）
　　│ 水…1カップ
　　└ 顆粒コンソメスープの素…小さじ2

**作り方**

**1** フライパンにオリーブオイルを熱し、あじの干物を両面焼く（フライパンに入らなければ2枚ずつ焼く）。

**2** 玉ねぎ、にんにく、**A**を加えてふたをし、10分ほど煮て、塩、粗びき黒こしょうで味をととのえる。

---

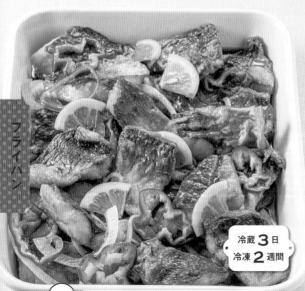

フライパン

冷蔵 **3**日
冷凍 **2**週間

エネルギー 258kcal　糖質 19.9g　塩分 2.9g

マイルドな酸味でお子さんにも◎
### あじのレモン南蛮漬け

たんぱく質 **20.1**g

**材料（4人分）**
**あじ（3枚おろし）…4尾分**
玉ねぎ…1個
ピーマン…2個
レモン…1個
塩…少々
小麦粉、揚げ油…各適量

**A** ┌ しょうゆ…大さじ6
　　│ みりん…大さじ4
　　│ 砂糖…大さじ3
　　│ 酢…大さじ2
　　│ 赤唐辛子
　　│（種を除いて小口切り）
　　└ …1本分

**作り方**

**1** あじは塩をふって10分おき、水けをふいて小麦粉をまぶす。深めのフライパンに揚げ油を170℃で熱し、カラッと揚げる。

**2** 玉ねぎは薄切り、ピーマンは輪切り、レモンは輪切り4枚分ほどを小さめのいちょう切りにして残りは果汁を搾る。

**3** 鍋に**A**を煮立てて火を止め、熱いうちに**1**、**2**を加えて味をなじませる。

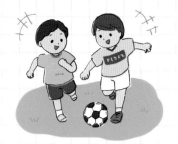

大根おろしでさっぱりと

# あじの干物と
# なめこのおろしあえ

たんぱく質 **14.3**g

調理時間 **15**分

## 材料(2人分)

**あじの干物…2枚**
大根おろし…180g
なめこ…30g
きゅうり…½本
**A** 酢…大さじ2
　　しょうゆ、だし汁…各大さじ½

## 作り方

**1** あじの干物は魚焼きグリルで焼いて身をほぐし、骨を除く。なめこは熱湯でさっとゆでる。きゅうりは1cm角に切る。

**2** 大根おろしは軽く絞ってボウルに入れ、**1**と合わせ、**A**を加えてあえる。

低カロリー

＼ヘルシー／

エネルギー **137kcal** 糖質 3.8g 塩分 1.8g

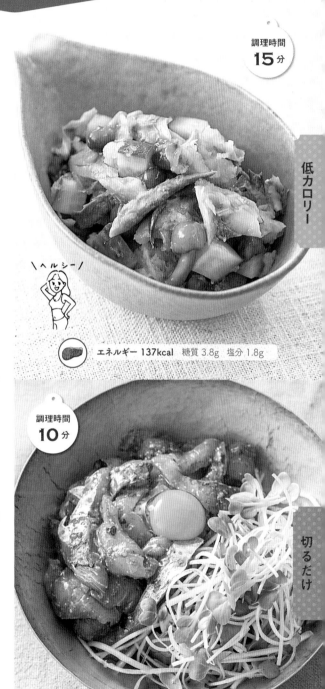

---

ユッケ風のたれにコチュジャンを効かせて

# あじと白髪ねぎの
# コチュジャンあえ

たんぱく質 **18.4**g

調理時間 **10**分

## 材料(2人分)

**あじ(刺身用・3枚おろし)…2尾分**
**A** ごま油…大さじ1
　　すりごま(白)、コチュジャン、しょうゆ…各大さじ½
　　おろしにんにく…小さじ1
白髪ねぎ…8cm分
うずら卵…2個
カイワレ菜(半分に切る)…¼パック

## 作り方

**1** あじは5mm厚さに切る。

**2** ボウルに**A**を合わせ、**1**を加えてあえる。器に盛り、カイワレ菜と白髪ねぎ、うずら卵をのせる。

切るだけ

エネルギー **207kcal** 糖質 3.6g 塩分 1.4g

# いわし

**作りおきポイント**

身の小さないわしですが、ビタミンDやカルシウムが多く含まれています。オリーブオイルでコトコト煮るオイルサーディンは市販とはひと味ちがう本格派。ひと晩おいて味をなじませるのがコツ。

## 休日は作りおき

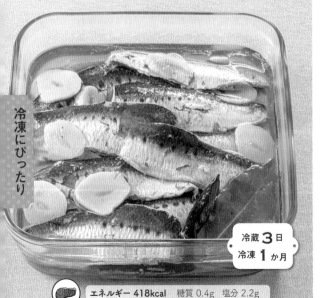

**かんたん**

梅としょうがでさっぱりと
## いわしの梅しょうが煮

たんぱく質 **22.2**g

### 材料（4人分）
いわし…8尾
しょうが（薄切り）…1片分
梅干し…4個
A｜水…1と½カップ
　｜しょうゆ…大さじ4
　｜みりん、酒…各大さじ3
　｜砂糖…小さじ2

### 作り方
1 いわしは頭、内臓を除いて洗い、水けをふく。

2 鍋にAを煮立て、1、しょうが、梅干しを加えて落としぶたをして15分ほど煮る。

冷蔵 **3**日
冷凍 **2**週間

エネルギー 239kcal 糖質 8.2g 塩分 2.7g

**冷凍にぴったり**

ひと晩おくと味がよくなじむ
## 自家製オイルサーディン

たんぱく質 **21.2**g

### 材料（4人分）
いわし（3枚おろし）…8尾分
A｜水…4カップ
　｜塩…40g
にんにく（薄切り）…1片分
赤唐辛子（種を除く）…1本
ローリエ…1枚
オリーブオイル…1～1と½カップ

### 作り方
1 いわしはAに浸けて冷蔵庫で1時間ほどおく。

2 1の水けをふいて鍋に入れ、にんにく、赤唐辛子、ローリエ、オリーブオイルを加えて中火にかける。

3 沸騰したら弱火にし、15～20分煮て冷ます。

冷蔵 **3**日
冷凍 **1**か月

エネルギー 418kcal 糖質 0.4g 塩分 2.2g

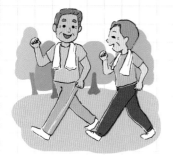

ラク早ポイント

いわしは揚げる前に余分な水分を除いてサックリ感アップ！ さっぱりしたトマトソースがぴったりです。レモンジンジャー蒸しはしっかり臭みを消して食べやすさ満点。レンジで手早く加熱します。

超スピード

熱々のいわしを冷たいソースが引き立てる

## 揚げいわしのトマトソース

たんぱく質 **12.8g**

**材料（2人分）**

| | |
|---|---|
| **いわし（3枚おろし）…3尾分** | **A** オリーブオイル…大さじ1 |
| トマト…1個 | レモン汁…大さじ½ |
| 玉ねぎ…⅙個 | 塩…少々 |
| 塩、こしょう…各少々 | 香菜…適量 |
| 小麦粉、サラダ油…各適量 | |

**作り方**

1 いわしは塩、こしょうをふって5分ほどおく。

2 トマトは1.5cm角に切る。玉ねぎは5mm角に切って水にさらし、水けをよく絞る。**A**とともにボウルに入れ、混ぜ合わせる。

3 1の水けをよくふいて小麦粉をまぶし、多めのサラダ油を熱したフライパンでこんがりと揚げ焼きにする。器に盛り、2をかけ、香菜を添える。

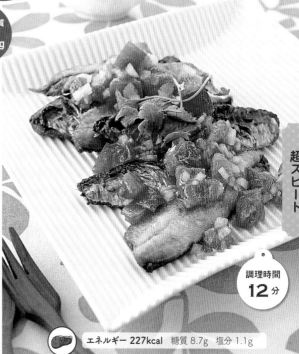

調理時間 **12分**

エネルギー **227kcal**　糖質 8.7g　塩分 1.1g

---

手開きのものを買って手軽に作ろう

## いわしの レモンジンジャー蒸し

たんぱく質 **21.5g**

**材料（2人分）**

| | |
|---|---|
| **いわし（開いたもの）…4尾分** | **A** おろししょうが…小さじ½ |
| レモン…¼個 | 塩…小さじ¼ |
| 玉ねぎ…¼個 | こしょう…少々 |
| しょうが（せん切り）…1片分 | **B** 白ワイン、オリーブオイル…各大さじ½ |

**作り方**

1 レモンは4枚分ほど薄い輪切りにし、残りは果汁を搾ってボウルに**A**とともに加え、いわしにからめて10分ほどおく。

2 玉ねぎは薄切りにする。

3 1のいわしの水けをふいて耐熱容器に並べ、しょうが、2、レモンの輪切りをのせて**B**をかけ、ラップをして電子レンジで4〜5分加熱する。

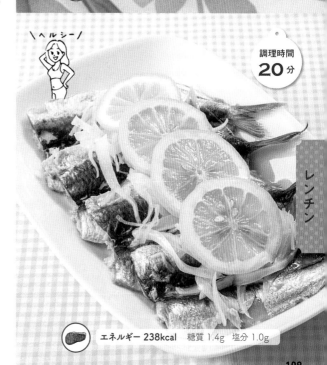

ヘルシー

調理時間 **20分**

レンチン

エネルギー **238kcal**　糖質 1.4g　塩分 1.0g

# えび

**作りおきポイント**

チーズ焼きは、マヨネーズとケチャップでコクがでて食べごたえ十分。粉チーズがえびとからみます。春巻きはえびの腹側に切れ目を入れると曲がらずきれいに仕上がります。

## 休日は**作りおき**

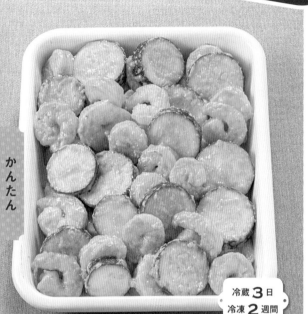

かんたん

冷蔵 **3**日
冷凍 **2**週間

エネルギー 226kcal　糖質 3.0g　塩分 1.1g

チーズとマヨネーズたっぷりで濃厚

### えびとズッキーニの チーズ炒め

たんぱく質 **23.5**g

**材料（4人分）**

**むきえび…400g**
ズッキーニ…2本
塩、こしょう…各少々
オリーブオイル…大さじ1
**A** | 粉チーズ…大さじ4
　　　マヨネーズ…大さじ3
　　　トマトケチャップ…大さじ1

**作り方**

**1** えびは洗って水けをふく。ズッキーニは1cm厚さの輪切りにする。

**2** フライパンにオリーブオイルを熱し、1を炒める。

**3** えびの色が変わったらAを加えてからめ、塩、こしょうで味をととのえる。

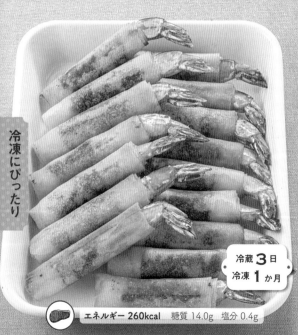

冷凍にぴったり

冷蔵 **3**日
冷凍 **1**か月

エネルギー 260kcal　糖質 14.0g　塩分 0.4g

真っすぐで食べやすいフィンガーフード

### えびと韓国のりの春巻き

たんぱく質 **17.5**g

**材料（4人分）**

**えび（殻つき）…16尾**
韓国のり（8枚切り）…16枚
春巻きの皮…8枚
**A** | 小麦粉、水…各適量
サラダ油…適量

**作り方**

**1** えびは尾をひと節残して殻をむき、背わたを除く。尾の先を落として水けを出して洗い、水けをふく。腹側に切り込みを数か所入れる。

**2** 春巻きの皮は半分に切って韓国のりをのせる。1を尾が出るようにおいて巻き、混ぜ合わせたAをつけて留める。

**3** フライパンに多めのサラダ油を熱し、2をこんがりと揚げ焼きにする。

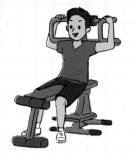

## 平日は帰ってラク早！

レンジで本格中華
# えびチリ

たんぱく質 **24.8g**

### 材料（2人分）

えび（殻つき）…12尾
しょうが、にんにく
　（みじん切り）…各½片分
長ねぎ（みじん切り）
　…¼本分

**A** ┃塩、こしょう、酒
　　…各少々

**B** ┃水…¼カップ
　トマトケチャップ
　　…大さじ4
　酒、砂糖…各大さじ1
　酢、豆板醤、ごま油
　　…各小さじ1
　鶏ガラスープの素
　　…小さじ½
水溶き片栗粉…大さじ1
レタス（せん切り）…適量

### 作り方

**1** えびは尾をひと節残して殻をむき、背わたを除く。水洗いし、水けをふいて**A**をふる。

**2** 耐熱容器ににんにく、しょうが、長ねぎ、**B**を入れて混ぜ合わせる。**1**を加えて混ぜ、ふんわりとラップをし、電子レンジで5分加熱する。

**3** 取り出して水溶き片栗粉を加えて混ぜ、同様に1分加熱し、レタスを敷いた器に盛る。

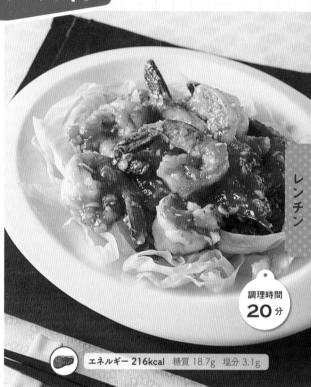

レンチン

調理時間 **20分**

エネルギー 216kcal　糖質 18.7g　塩分 3.1g

---

ハーブが香るリッチな味わい
# 殻つきえびの
# ハーブバター焼き

たんぱく質 **15.1g**

### 材料（2人分）

えび（殻つき）…8尾
バター…48g
にんにく（みじん切り）…½片分
パセリ（みじん切り）
　…大さじ1と½

パン粉…小さじ2
サラダ菜…2枚

### 作り方

**1** えびは背わたを除いて殻つきのまま厚みを半分に切る。天板にアルミホイルを敷いて、殻を下にしておく。

**2** ボウルにバターを入れてやわらかくなるまで練り、にんにく、パセリを加えてよく混ぜる。

**3** **1**に**2**をのせ、パン粉をかけてオーブントースターで6分ほど焼く。器にサラダ菜とともに盛る。

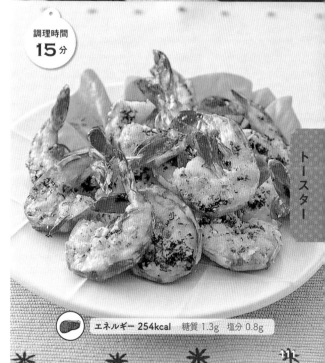

調理時間 **15分**

トースター

エネルギー 254kcal　糖質 1.3g　塩分 0.8g

111

# いか

## 休日は作りおき

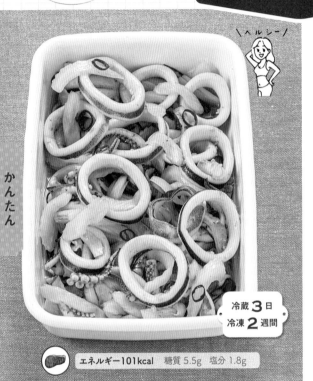

かんたん

\ ヘルシー /

冷蔵 **3** 日
冷凍 **2** 週間

エネルギー101kcal　糖質 5.5g　塩分 1.8g

暑い日に食べたいさっぱり副菜

### いかのエスニックマリネ

たんぱく質
**16.8**g

**材料(4人分)**

**するめいか…2杯(500g)**

セロリ…1本

塩、酒…各少々

**A** 砂糖、酢…各大さじ2
ナンプラー…大さじ1
赤唐辛子(種を除いて小口切り)…1本分

**作り方**

**1** いかは内臓を除いて胴は輪切りにし、足は食べやすく切り、酒を加えた熱湯でさっとゆでて水けをきる。

**2** セロリは斜め薄切りにして塩をふって少しおき、水けを絞る。

**3** 1、2を混ぜ合わせたAに漬けて味をなじませる。

---

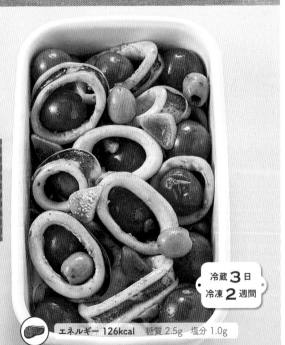

フライパン

冷蔵 **3** 日
冷凍 **2** 週間

エネルギー **126kcal**　糖質 2.5g　塩分 1.0g

オリーブの塩けをいかして

### いかのアクアパッツァ風

**材料(4人分)**

**するめいか…2杯(500g)**

ミニトマト…12個

グリーンオリーブ(種なし)…8個

にんにく(薄切り)…1片分

塩、こしょう…各少々

オリーブオイル、白ワイン…各大さじ1

たんぱく質
**16.7**g

**作り方**

**1** いかは内臓を除いて胴は輪切りにし、足は食べやすく切る。

**2** フライパンにオリーブオイル、にんにくを入れて弱火にかけ、香りが立ったら1、ミニトマト、オリーブを加えてさっと炒める。

**3** 塩、こしょう、白ワインを加えてふたをし、1〜2分蒸し焼きにする。

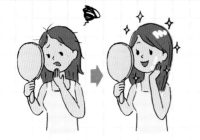

平日は帰ってラク早！

春菊は最後に加えてシャキッと

# いかと春菊の韓国風炒め

たんぱく質 **17.6**g

調理時間 **15**分

**材料（2人分）**

**するめいか…1杯（250g）**
春菊…½束
ごま油…大さじ1
豆板醤…大さじ½
おろしにんにく…小さじ½
**A** 砂糖、酒…各大さじ1
酢…小さじ1

**作り方**

**1** いかは内臓を除いて胴は輪切りにし、足は食べやすく切る。春菊はざく切りにし、葉と茎に分ける。

**2** フライパンにごま油、おろしにんにく、豆板醤を入れて弱火で熱し、香りが立ったら春菊の茎、いかを炒める。

**3** いかに火が通ったら**A**、春菊の葉を加えて炒め合わせる。

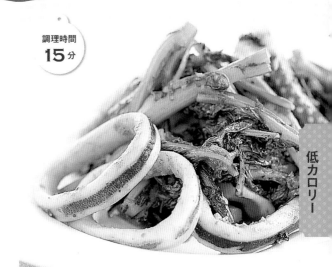

低カロリー

エネルギー **172kcal** 糖質 6.0g 塩分 1.4g

食材2つでできちゃう

# いかのぬたあえ

たんぱく質 **19.5**g

調理時間 **10**分

**材料（2人分）**

**するめいか…1杯（250g）**
わけぎ…6本
**A** みそ、酢…各大さじ2
砂糖…大さじ1

**作り方**

**1** いかは皮と内臓を除いて、格子状に切り込みを入れ、食べやすく切る。熱湯でゆでてざるにあげ、水けをきる。

**2** わけぎはざく切りにし、熱湯でさっとゆで、ざるにあげて水けをきる。

**3** 1、2に合わせた**A**を加えて混ぜ合わせ、器に盛る。

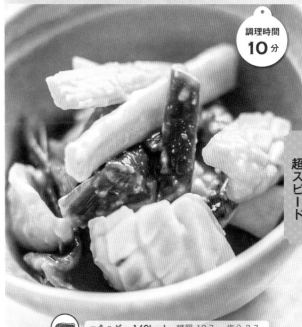

超スピード

エネルギー **149kcal** 糖質 10.7g 塩分 2.7g

# たこ・ほたて

**休日は作りおき**

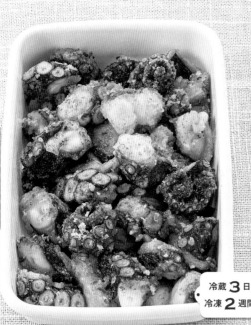

かんたん

冷蔵 **3**日
冷凍 **2**週間

エネルギー **190kcal** 糖質 8.3g 塩分 1.0g

弾力のある食感を楽しんで
## たこの磯辺揚げ

たんぱく質
**22.0**g

### 材料(4人分)
ゆでたこ…400g
**A** | めんつゆ(3倍濃縮)…大さじ1
    | おろししょうが…小さじ1
**B** | 片栗粉…大さじ4
    | 青のり…小さじ2
揚げ油…適量

### 作り方

**1** たこはひと口大に切って**A**をからめたら10分ほどおく。

**2** **1**の水けをふいてポリ袋に入れ、**B**を加えて空気を入れて口を閉じ、上下にふって、衣をからめる。

**3** 180℃の揚げ油でカラッと揚げる。

---

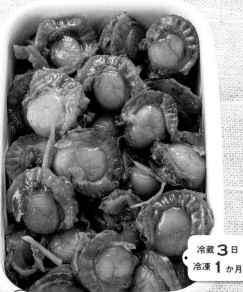

冷凍にぴったり

冷蔵 **3**日
冷凍 **1**か月

エネルギー **132kcal** 糖質 7.1g 塩分 1.9g

たれをじっくり煮からめて
## ほたてのしぐれ煮

たんぱく質
**18.3**g

### 材料(4人分)
ベビーほたて…400g
しょうが(せん切り)…1片分
**A** | しょうゆ…大さじ2
    | 砂糖、酒、みりん…各大さじ1

### 作り方

**1** 鍋に**A**を煮立て、しょうが、ほたてを入れて煮汁が少なくなるまで煮る。

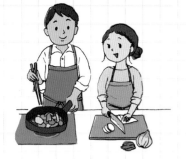

## たことパプリカの レンジマリネ

さっぱりしたいときの一品に!

たんぱく質 **11.9**g

レンチン

調理時間 **15**分

**材料(2人分)**

ゆでたこ…100g
パプリカ(赤、黄)…各½個
玉ねぎ(みじん切り)…¼個分
にんにく(みじん切り)…1片分
A | 白ワインビネガー…大さじ2
　 | オリーブオイル…大さじ1と½
　 | 塩、こしょう…各少々

**作り方**

1 たこはひと口大のそぎ切りにする。

2 パプリカは細切りにする。玉ねぎ、にんにくとともに耐熱容器に入れ、ラップをして、電子レンジで3分加熱する。

3 2の粗熱をとり、1、Aを加えて混ぜ合わせ、同様に1分加熱する。

エネルギー **167kcal**　糖質 6.3g　塩分 0.8g

## ほたてのソテー アンチョビーソース

濃厚なソースと合わせて

たんぱく質 **21.8**g

調理時間 **10**分

超スピード

**材料(2人分)**

ほたて貝柱…8個
アンチョビーフィレ
　(みじん切り)…2枚分
にんにく
　(みじん切り)…½片分
塩、こしょう…各少々

オリーブオイル…大さじ1
バター…24g
白ワイン…大さじ2
A | レモン汁…小さじ½
　 | 塩、こしょう…各少々
パセリ(みじん切り)…少々

**作り方**

1 ほたては塩、こしょうをふる。フライパンにオリーブオイルを中火で熱し、両面こんがりと焼く。

2 小鍋にバター、にんにくを入れて弱火にかけ、香りが立ったらアンチョビーを加えて炒め、強火にして白ワインを加え、Aを加える。

3 1を器に盛り、2をかけ、パセリを散らす。

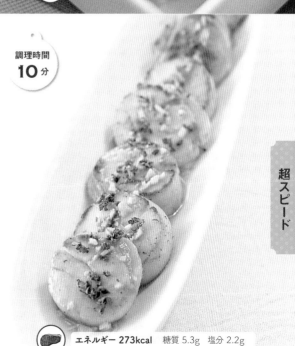

エネルギー **273kcal**　糖質 5.3g　塩分 2.2g

# たんぱく質もとれる みそ汁

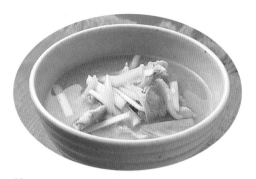

## 黄にらと豚肉のみそ汁

**材料(2人分)**

豚ロース薄切り肉…60g
黄にら…⅓束
A │ だし汁…350㎖
　│ 酒…大さじ1と½
　│ みりん…大さじ1
みそ…大さじ1と½

**作り方**

1 豚肉は3㎝長さに、黄にらは2㎝長さに切る。
2 鍋にAを入れて温め、1の豚肉を加える。色が変わったら黄にらを加え、さっと煮てみそを溶き入れる。

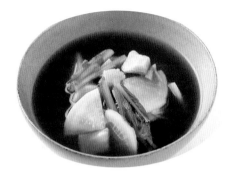

## かぶとほたての赤だし

**材料(2人分)**

かぶ…1株
ほたて水煮缶
　…1缶(70g)
水…360㎖
赤みそ…大さじ1と½

**作り方**

1 かぶは2㎜厚さのいちょう切りにし、葉の部分はざく切りにする。
2 鍋に1、ほたてを缶汁ごと入れ、分量の水を入れて強火にかけ、煮立ったら赤みそを溶き入れる。

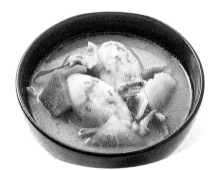

## 大和いものだんご汁

**材料(2人分)**

豚バラ薄切り肉…30g
大和いも…100g
大根…80g
にんじん…50g
青じそ…2枚
ごま油…大さじ1
A │ だし汁…350㎖
　│ 酒、みりん
　│ 　…各大さじ½
片栗粉…大さじ2
みそ…大さじ1と½

**作り方**

1 にんじん、大根はいちょう切りにする。豚肉は2㎝長さに切る。
2 鍋にごま油を熱し、1の豚肉を色が変わるまで炒め、残りの1、Aを加えて煮る。野菜がやわらかくなったらみそを溶き入れる。
3 ボウルに大和いもをすりおろし、粗く刻んだ青じそ、片栗粉を加えて混ぜ合わせ、スプーンでひと口大にすくって2に落とし入れ、軽く煮込む。

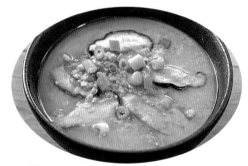

## 呉汁

**材料(2人分)**

水煮大豆…150g
にんじん、ごぼう
　…各50g
しいたけ…2個
だし汁
　…1と½カップ
麦みそ…大さじ2
わけぎ(小口切り)
　…1本分

**作り方**

1 大豆はフードプロセッサーなどですりつぶす。しいたけは石づきを除いて薄切りにする。
2 にんじんはいちょう切り、ごぼうは斜め薄切りにする。
3 鍋にだし汁、2を入れて火にかけ、沸騰したらアクを除いて1を加え、野菜がやわらかくなるまで煮る。麦みそを溶き入れ、器に盛ってわけぎを散らす。

日々の献立に欠かせないみそ汁。具材にたんぱく質を含む食材を加えることで、むりなくたんぱく質を補うことができます。定番から変わり種まで、飽きずに作れるみそ汁をご紹介します。

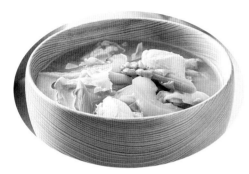

# 具だくさんごまみそ汁

## 材料(2人分)

鶏ささみ(筋なし)…1本
グリーンアスパラガス
　…2本
キャベツ…1枚
パプリカ(黄)…¼個
だし汁…2カップ
**A** みそ…大さじ1と½
　　練りごま(白)
　　　…大さじ½

## 作り方

1 鶏ささみはひと口大に切る。
2 アスパラガスは根元を落とし、1.5cm長さの斜め切りにする。キャベツはざく切り、パプリカは長さ半分の細切りにする。
3 鍋にだし汁を温め、1、2の順で加え、火を通し、**A**を溶き入れる。

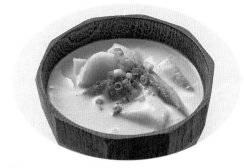

# 里いもの豆乳汁

## 材料(2人分)

里いも…2個
大根…40g
にんじん…25g
無調整豆乳
　…1カップ
だし汁…¾カップ
白みそ…大さじ1と½
小ねぎ(小口切り)
　…適量

## 作り方

1 里いもは乱切りにし、熱湯でゆでてぬめりを取る。
2 大根、にんじんは同じ長さの短冊切りにする。
3 鍋にだし汁、1、2を入れて煮る。野菜に火が通ったら豆乳を加え、煮立ったら白みそを溶き入れる。器に盛り、小ねぎを散らす。

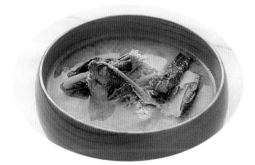

# いわしと青菜のみそ汁

## 材料(2人分)

いわし(手開きにしたもの)
　…2尾分
小松菜…50g
**A** だし汁…350㎖
　　酒…大さじ½
　　薄口しょうゆ、
　　　しょうがの搾り汁
　　　…各小さじ1
みそ…大さじ1と½
すりごま(白)…大さじ1

## 作り方

1 いわしは洗って半分に切る。
2 鍋に**A**を温め、1を加えて煮立たせ、ざく切りにした小松菜を加えてさっと煮る。
3 2にみそを溶かし入れ、すりごまを加える。

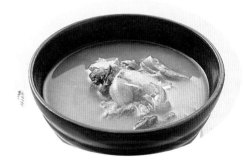

# 鮭缶としょうがのみそ汁

## 材料(2人分)

鮭水煮缶…½缶(90g)
しょうが…1片
**A** だし汁…350㎖
　　酒…大さじ½
みそ…大さじ1と½
長ねぎ(小口切り)…適量

## 作り方

1 しょうがはすりおろす。鮭は軽く缶汁をきって粗めにほぐす。
2 鍋に**A**を温め、1を加えてさっと煮て、みそを溶き入れる。
3 器に盛り、長ねぎを散らす。

# 美肌・美髪をつくるサラダ

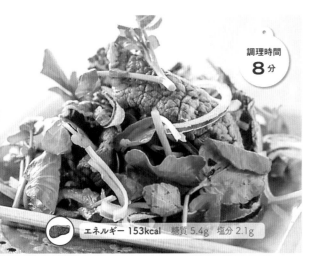

調理時間 **8**分

ちょっと贅沢なごちそうサラダ

## 牛肉のエスニックサラダ

たんぱく質 **12.8**g

### 材料(2人分)
牛もも薄切り肉…120g
紫玉ねぎ…⅛個
クレソン…½束
セロリ…⅙本
塩、酒…各少々
**A** | ナンプラー、レモン汁
　　…各大さじ1
砂糖…小さじ2
おろしにんにく、
豆板醤…各少々

### 作り方
1 紫玉ねぎは薄切り、クレソンはざく切りにする。セロリはせん切りにして水にさらす。
2 牛肉は、塩、酒を加えた熱湯で色が変わるまでゆで、冷水にとって水けをふく。
3 水けをきった1、2、**A**をさっと混ぜ合わせる。

エネルギー 153kcal　糖質 5.4g　塩分 2.1g

おつまみとしてもどうぞ

## 生ハムと
## カマンベールチーズのサラダ

たんぱく質 **11.6**g

### 材料(2人分)
生ハム…8枚
ベビーリーフ…1袋
ミニトマト…4個
カマンベールチーズ…½個
くるみ(無塩で素焼き・粗く割る)
　…15g
オリーブオイル…大さじ1と½
**A** | バルサミコ酢…大さじ4
顆粒コンソメスープの素
　…小さじ⅓
レモン汁…小さじ1

### 作り方
1 ミニトマトは横半分に切る。カマンベールチーズは放射状に8等分に切る。
2 小鍋に**A**を弱火でとろりとするまで煮詰め、オリーブオイルを少しずつ加えて混ぜ、火を止めて冷ます。
3 器にレモン汁をからめたベビーリーフ、1、生ハム、くるみの順に盛り、2をかける。

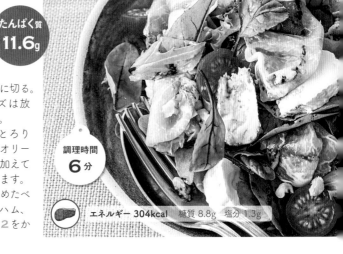

調理時間 **6**分

エネルギー 304kcal　糖質 8.8g　塩分 1.3g

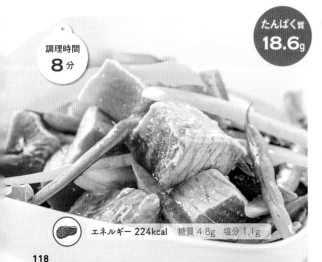

調理時間 **8**分

たんぱく質 **18.6**g

ロイシン豊富で筋肉UPにも

## まぐろと夏野菜のサラダ仕立て

### 材料(2人分)
まぐろ(刺身用・さく)…150g
さやいんげん…6本
レタス…4枚
パプリカ(黄)…½個
**A** | オリーブオイル
　…大さじ2
レモン汁…大さじ1
マスタード…大さじ½
しょうゆ…小さじ1
塩、こしょう…各少々

### 作り方
1 まぐろは熱湯をかけて霜降りにし、氷水にさらして水けをふき、1.5cm角に切る。
2 さやいんげんは塩ゆでして4等分の斜め切りに、パプリカは細切りにする。
3 1、2をさっくりと混ぜてレタスを敷いた器に盛り、合わせた**A**をかける。

エネルギー 224kcal　糖質 4.8g　塩分 1.1g

ハリツヤのある肌や髪を作るには、たんぱく質以外にビタミンをとることがとても重要！サラダなら低カロリーなうえに、加熱などで壊れやすいビタミンが損傷することなく、しっかりとることができますよ。

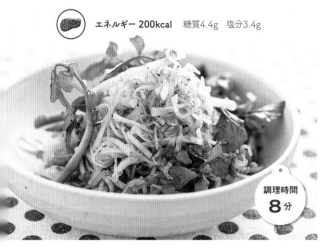

エネルギー 200kcal　糖質4.4g　塩分3.4g

調理時間 **8**分

カリカリじゃこでカルシウムもバッチリ

## 大根とクレソンのじゃこサラダ

たんぱく質 **12.7**g

### 材料(2人分)
ちりめんじゃこ…50g
大根…10cm
クレソン…1束
ごま油、サラダ油
　…各大さじ1
A｜酢、しょうゆ
　　…各小さじ4
　　かつお節…2g
　　おろししょうが
　　…小さじ½

### 作り方
1 大根は細切りにし、クレソンは半分にちぎる。
2 フライパンにごま油、サラダ油を熱し、ちりめんじゃこをカリカリになるまで炒める。
3 ボウルに1、2を入れ、合わせたAを加えてさっくりとあえ、器に盛る。

大豆とツナでたんぱく質のバランス◎

## パプリカと大豆のフレンチサラダ

たんぱく質 **9.0**g

### 材料(2人分)
水煮大豆…60g
ツナ油漬け缶…小½缶(40g)
さやいんげん…5本
パプリカ(赤、黄)…各½個
サラダ菜…適量
A｜フレンチドレッシング
　　(市販)…大さじ2
　　トマトケチャップ
　　…大さじ½
　　カレー粉…少々

### 作り方
1 さやいんげんは熱湯でゆでて1cm長さに切り、パプリカは1cm角に切る。
2 1と大豆、缶汁をきってほぐしたツナ、Aをさっくりと混ぜ合わせ、サラダ菜を敷いた器に盛る。

調理時間 **6**分

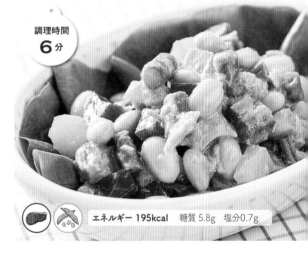

エネルギー 195kcal　糖質 5.8g　塩分0.7g

調理時間 **8**分

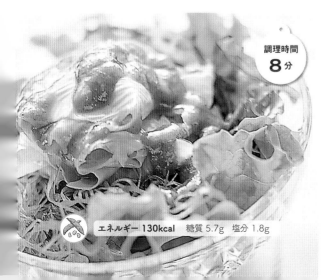

エネルギー 130kcal　糖質 5.7g　塩分 1.8g

低カロリーでダイエットにも！

## 海藻とゆばの酢みそサラダ

たんぱく質 **6.5**g

### 材料(2人分)
ゆば(生)…40g
海藻ミックス(塩蔵)…50g
サラダ菜…2枚
A｜みそ、酢…各大さじ1
　　すりごま(白)、砂糖、
　　ごま油…各小さじ2

### 作り方
1 海藻ミックスはよく洗ってから水でもどし、水けをきる。
2 ゆばは水けをきり、食べやすい大きさに切る。
3 器にサラダ菜を敷いて1、2を盛り、合わせたAをかける。

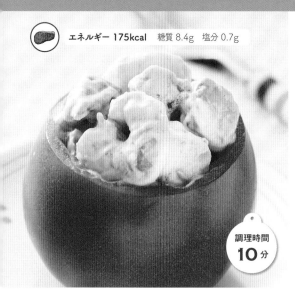

エネルギー **175kcal**　糖質 8.4g　塩分 0.7g

美肌効果のある食材がたっぷり

# トマトカップの
# アボカドサラダ

たんぱく質
**7.9g**

調理時間
**10分**

### 材料(2人分)

むきえび…小6尾
トマト…2個
アボカド…½個
レモン汁…少々
A｜マヨネーズ、
　｜プレーンヨーグルト
　｜…各大さじ1
　｜塩、こしょう…各少々

### 作り方

1 アボカドは1.5cm角に切り、レモン汁をふる。むきえびは熱湯でゆでて冷まし、ボウルにアボカド、Aとともに混ぜ合わせる。
2 トマトはヘタを下にしておき、上から¼くらいを切ってスプーンで中身をくりぬく。
3 くりぬいた中身は種を除いて角切りにし、汁けをきって1と合わせ、2に詰める。

とろっと半熟卵がたまらない!

# ほうれん草のサラダ
# 半熟卵のせ

たんぱく質
**8.3g**

調理時間
**12分**

### 材料(2人分)

卵…1個
サラダほうれん草
　(ざく切り)…1束分
長ねぎ(斜め薄切り)…½本分
ベーコン…2枚
サラダ油…大さじ2
A｜しょうゆ…大さじ2
　｜酢…大さじ1
　｜砂糖…小さじ2

### 作り方

1 ベーコンは1cm幅に切り、サラダ油を熱したフライパンでカリカリに炒める。残った油にAを加え、ドレッシングを作る。
2 卵は水をはった鍋で10分ゆでて半熟卵を作り、殻をむく。
3 ほうれん草、長ねぎを合わせて器に盛り、ベーコン、2をのせ、ドレッシングをかける。

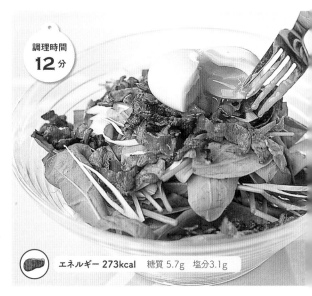

エネルギー **273kcal**　糖質 5.7g　塩分3.1g

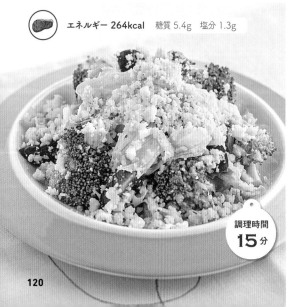

エネルギー **264kcal**　糖質 5.4g　塩分 1.3g

かためのゆで卵を使うのがポイント

# ミモザサラダ

たんぱく質
**9.9g**

調理時間
**15分**

### 材料(2人分)

ゆで卵…2個
ブロッコリー…½株
レタス…3枚
ミニトマト…4個
フレンチドレッシング
　(市販)…大さじ5

### 作り方

1 ブロッコリーは小房に分け、塩ゆでしてざるにあげて冷ます。レタスは手でちぎり、ミニトマトは4つ割りにする。
2 ゆで卵は白身と黄身に分け、白身はすりおろしてフレンチドレッシングと混ぜる。
3 器に1を盛り、2をかけ、黄身をすりおろしてかける。

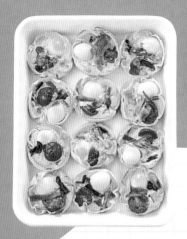
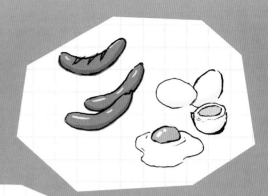

# PART3

# 肉・魚の加工品・卵のおかず

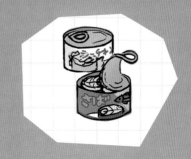

あと1品欲しいときに、あると助かるのが肉や魚の加工品。
パパッと作れるうえにたんぱく質量もしっかりカバーします。
たんぱく質のバランスがよい、超優秀食材の卵とともに、
メインにもサブにもなる、使い勝手のよいレシピをご紹介します。

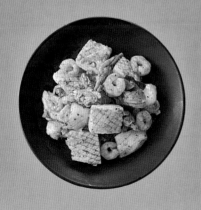

# ソーセージ・ハム・ベーコン

### 作りおきポイント

オーブン焼きはソーセージと野菜をカレー粉がスパイシーにまとめます。ガレットはベーコンのうまみで味つけラクラク。じゃがいもは水にさらさず焼き上げるのがポイントです。

**休日は作りおき**

ほんのり色づいたカレーが食欲そそる

## ソーセージと野菜の スパイシーオーブン焼き

たんぱく質 **6.6g**

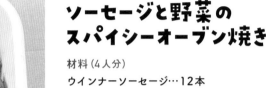

かんたん

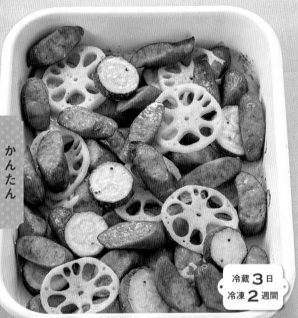

### 材料(4人分)

ウインナーソーセージ…12本

ズッキーニ…1本

れんこん…50g

A | オリーブオイル…大さじ1
 | レモン汁…大さじ½
 | おろしにんにく…小さじ½
 | カレー粉…小さじ¼
 | 塩、粗びき黒こしょう…各少々

### 作り方

**1** ソーセージは斜め3〜4等分に切る。ズッキーニは1cm厚さの輪切り、れんこんは5mm厚さの輪切りにして水にさらし、水けをきる。

**2** 1にAをからめて耐熱容器に入れ、オーブントースターで15分ほど焼く。

冷蔵 **3**日
冷凍 **2**週間

エネルギー **186kcal** 糖質 4.2g 塩分 1.2g

---

おやつにもちょうどいいサイズ感

## ベーコンとチーズのガレット

### 材料(4人分)

ベーコン…4枚

じゃがいも…3個(450g)

粉チーズ…大さじ4

塩、こしょう…各少々

オリーブオイル…大さじ2

たんぱく質 **7.0g**

冷凍にぴったり

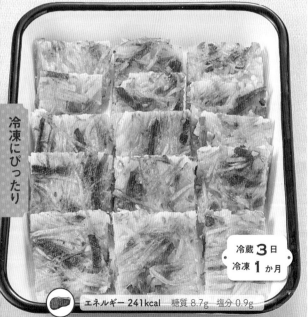

### 作り方

**1** ベーコンは5mm厚さに切る。じゃがいもはせん切りにする(水にさらさない)。

**2** ボウルに1、粉チーズ、塩、こしょうを混ぜ合わせ、半量のオリーブオイルを熱したフライパンに広げ、弱火で押しつけながらカリッとなるまでじっくりと焼く。

**3** 裏返してオリーブオイルを加え、さらにカリッとなるまで焼いて食べやすく切る。

冷蔵 **3**日
冷凍 **1**か月

エネルギー **241kcal** 糖質 8.7g 塩分 0.9g

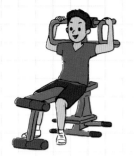

ラク早ポイント

ハムとチンゲン菜の彩り鮮やかな中華煮。キッチンばさみを使えば包丁とまな板は必要なし！5分でできるハムのサラダは、市販のドレッシングであえるだけで箸が止まらないマリネ風に。

耐熱容器ひとつで超お手軽調理！

# ハムとチンゲン菜の中華煮

たんぱく質 **9.5g**

調理時間 **12分**

**材料（2人分）**

**ロースハム…4枚**
チンゲン菜…2株
**A** 水…1カップ
　　オイスターソース、しょうゆ、酒…各大さじ1
　　砂糖…大さじ½
　　鶏ガラスープの素…小さじ1
水溶き片栗粉…大さじ1

**作り方**

**1** チンゲン菜は根元を除いてざく切りにする。ハムは1cm幅に切る。

**2** 耐熱容器にチンゲン菜の葉の部分、茎の部分、ハムの順に重ね、合わせた**A**を入れてラップをし、電子レンジで5分加熱する。

**3** 取り出して、熱いうちに水溶き片栗粉を加えて混ぜ、同様に1分加熱する。

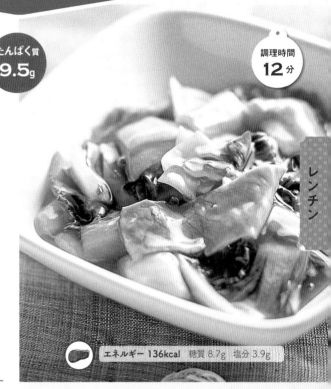

エネルギー **136kcal**　糖質 8.7g　塩分 3.9g

レンチン

ドレッシングがなじんでマリネ風に

# ハムと大根のサラダ

たんぱく質 **7.9g**

調理時間 **5分**

**材料（2人分）**

**ロースハム…4枚**
大根…200g
塩…適量
フレンチドレッシング（市販）…大さじ3
塩、こしょう…各少々
ケッパー（あれば）…小さじ2
チャービル（あれば）…適量

**作り方**

**1** 大根は大きめの短冊切りにし、塩をふる。

**2** ハムは大根と大きさをそろえて切る。

**3** ボウルに水けをきった**1**、**2**を入れ、フレンチドレッシングであえて、塩、こしょうで味をととのえる。器に盛り、ケッパーを散らし、チャービルを添える。

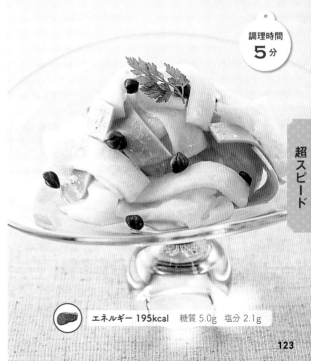

エネルギー **195kcal**　糖質 5.0g　塩分 2.1g

超スピード

# ソーセージ・ハム・ベーコン

## 休日は作りおき

かんたん

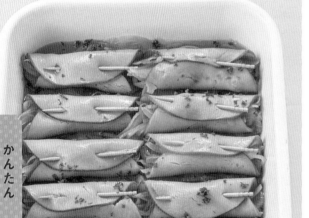

冷蔵 **3**日
冷凍 **2**週間

エネルギー **153kcal**　糖質8.5g　塩分1.7g

くるっと巻いて食べやすく
### ハムと玉ねぎの和風マリネ

たんぱく質 **7.5g**

**材料(4人分)**
ロースハム…12枚
玉ねぎ…小1個
にんじん…⅓本
**A** 酢、みりん、だし汁…各大さじ2
　　しょうゆ、オリーブオイル…各大さじ1
パセリ(みじん切り)…小さじ1

**作り方**

**1** 玉ねぎは薄切り、にんじんは細切りにして耐熱容器に入れ、ラップをして電子レンジで3分加熱する。

**2** 1を12等分にしてハムで巻き、楊枝で留めて保存容器に入れる(野菜が巻ききれない場合はいっしょにそのまま入れる)。全部で12個作る。

**3** 鍋にAを煮立て、熱いうちに2にかけ、パセリを加えて味をなじませる。

ポトフのような味わいに
### ベーコンの塩肉じゃが

たんぱく質 **10.7g**

**材料(4人分)**
ベーコン(ブロック)
　…250g
じゃがいも…4個
玉ねぎ…1個
さやいんげん…8本

塩、こしょう…各少々
サラダ油…大さじ1
**A** 水…3カップ
　　顆粒コンソメスープの素
　　　…小さじ1

**作り方**

**1** ベーコンは1cm厚さ、じゃがいもはひと口大に切って水にさらし、水けをきる。玉ねぎはくし形切り、いんげんはへたを除いて4等分に切る。

**2** フライパンにサラダ油を熱し、1のいんげん以外を炒める。油がまわったらAを加え、アクを除きながら煮る。

**3** 野菜がやわらかくなったらいんげんを加えて火を通し、塩、こしょうで味をととのえる。

フライパン

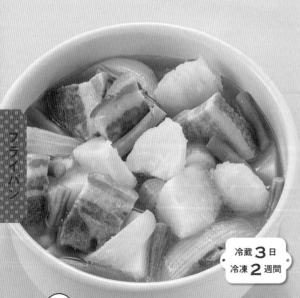

冷蔵 **3**日
冷凍 **2**週間

エネルギー **380kcal**　糖質 12.7g　塩分 1.9g

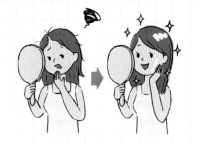

ラク早ポイント

和風カレーマヨのじゃがいもは、皮つきでレンチンするとホクホクに!カレー粉でスパイシーな辛みを加えます。ソーセージはロールキャベツの具材としてもうってつけ。キャベツの甘味と相性◎。

## しょうゆを加えてうまみをプラス
## ソーセージの和風カレーマヨ

たんぱく質 **7.1g**

**材料(2人分)**

**ウインナーソーセージ…4本**
じゃがいも…2個
塩、粗びき黒こしょう…各少々
しょうゆ、カレー粉、マヨネーズ…各大さじ1
サラダ油…大さじ1
パセリ(みじん切り)…少々

**作り方**

1 じゃがいもはよく洗い、皮つきのまま6等分に切ってラップに包み、電子レンジで3分30秒加熱する。

2 フライパンにサラダ油を熱し、1を入れ、表面がカリっとなるまで炒める。斜め3等分に切ったソーセージを加えてさらに炒める。

3 マヨネーズを加えてからめ、塩、粗びき黒こしょう、しょうゆ、カレー粉を順に入れて味をととのえる。器に盛り、パセリを散らす。

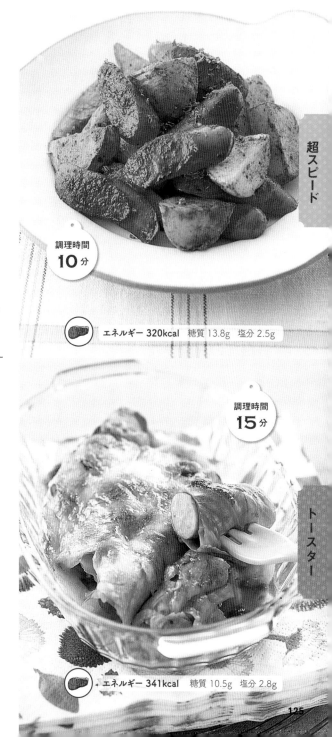

超スピード

調理時間 **10分**

エネルギー **320kcal** 糖質 13.8g 塩分 2.5g

## 子どももよろこぶケチャップ味で
## なんちゃってロールキャベツ

たんぱく質 **14.8g**

**材料(2人分)**

**ウインナーソーセージ…8本**
キャベツ…4枚
塩、こしょう…各少々
トマトケチャップ…大さじ3
ピザ用チーズ…50g

**作り方**

1 キャベツは芯の部分を除き、耐熱容器に入れてラップをし、電子レンジで3〜4分加熱する。

2 1の水けを軽くふき取り、半分に切ってソーセージをのせて巻く。全部で8個作る。

3 2つの耐熱容器に2を半量ずつ並べ、それぞれ塩、こしょうをふってトマトケチャップをかける。ピザ用チーズを散らしてオーブントースターで5分ほど焼く。

調理時間 **15分**

トースター

エネルギー **341kcal** 糖質 10.5g 塩分 2.8g

# シーフードミックス

**作りおきポイント**

えび・いか・あさりなどが入ったシーフードミックスは、面倒な下処理がいらない便利食材です。マリネの一種、セビーチェはレモンでさわやかな味わいに。噛みごたえがあり、満足感を得られる副菜です。

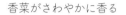

**休日は作りおき**

かんたん

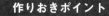

香菜がさわやかに香る
## シーフードセビーチェ

たんぱく質 **11.0**g

### 材料（4人分）
**シーフードミックス…400g**
紫玉ねぎ…½個
香菜（ざく切り）…1～2本
A｜赤唐辛子（種を除いて小口切り）…1本分
　｜オリーブオイル…大さじ2
　｜レモン汁…小さじ2
　｜塩…小さじ½
　｜こしょう…少々

### 作り方
**1** シーフードミックスは解凍して熱湯でさっとゆでる。

**2** 紫玉ねぎは7～8mm角にする。

**3** 1、2、A、香菜を混ぜ合わせ、味をなじませる。

冷蔵 **3**日
冷凍 **2**週間

エネルギー **122kcal**　糖質 3.3g　塩分 1.4g

---

中華料理店の味わいをご家庭で
## 魚介の中華風うま煮

たんぱく質 **11.8**g

### 材料（4人分）
**シーフードミックス…400g**
チンゲン菜…1株
しめじ…½パック（50g）
サラダ油…大さじ1
A｜水…½カップ
　｜しょうゆ、オイスターソース、酒…各大さじ1
　｜鶏ガラスープの素…小さじ½
水溶き片栗粉…適量

### 作り方
**1** チンゲン菜はざく切りに、しめじは石づきを除いてほぐす。

**2** フライパンにサラダ油を熱して解凍したシーフードミックス、1を炒める。

**3** Aを加えて2～3分煮て、水溶き片栗粉を少しずつ加えてとろみをつける。

フライパン

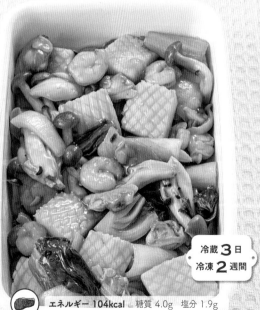

冷蔵 **3**日
冷凍 **2**週間

エネルギー **104kcal**　糖質 4.0g　塩分 1.9g

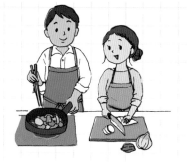

平日は帰ってラク早!

**ラク早ポイント**

キムチ炒めは火の通りやすいシーフードミックスで、ラクラクうま辛!
魚介をガーリックオイルで炒めたひと皿はパンチのある味わい。
ちょっとしたお酒のおつまみに手早く作れます。

帰って5分で即完成!

# 海鮮キムチ炒め

**たんぱく質 11.5g**

**材料(2人分)**

**シーフードミックス…200g**
白菜キムチ…50g
塩、こしょう…各少々
ごま油…大さじ½
しょうゆ…小さじ½

**作り方**

1 フライパンにごま油を熱し、解凍したシーフードミックス、キムチを炒めてしょうゆ、塩、こしょうで味をととのえる。

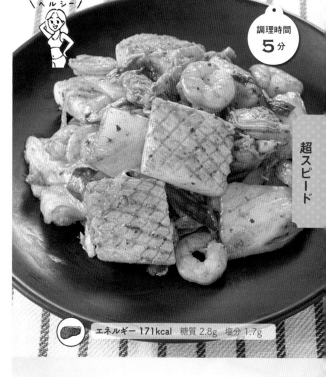

ヘルシー

調理時間 **5分**

超スピード

エネルギー **171kcal** 糖質 2.8g 塩分 1.7g

手軽にバルメニュー

# シーフードのガーリックオイル

**たんぱく質 18.1g**

**材料(2人分)**

**シーフードミックス…150g**
ゆでたこ…50g
ブラックオリーブ(種なし)…4個
にんにく(包丁の腹でつぶす)…1片
玉ねぎ(みじん切り)…⅙個分
オリーブオイル…大さじ2
塩、こしょう…各適量
**A** パプリカパウダー、チリペッパー…各少々

**作り方**

1 シーフードミックスは熱湯でさっとゆでる。ゆでたこはひと口大のそぎ切りに、ブラックオリーブは輪切りにする。

2 フライパンににんにく、オリーブオイルを入れて火にかけ、香りが立ったら取り出し、玉ねぎを加えてしんなりするまで炒める。

3 2に1、A、塩、こしょうを加えて炒め合わせる。

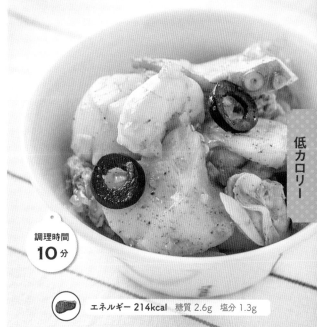

調理時間 **10分**

低カロリー

エネルギー **214kcal** 糖質 2.6g 塩分 1.3g

# さば缶

## 休日は作りおき

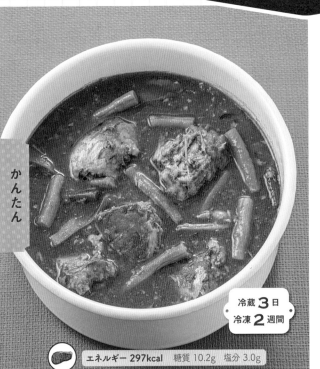

かんたん

冷蔵 **3**日
冷凍 **2**週間

エネルギー 297kcal　糖質 10.2g　塩分 3.0g

### あっという間の超速カレー！
### さば缶とトマトといんげんのカレー

たんぱく質
**21.9**g

**材料（4人分）**

さば水煮缶…2缶（380g）
トマト…2個
さやいんげん…10本
水…2カップ
カレールウ（市販）…4かけ（80g）

**作り方**

1　トマトはひと口大に切る。いんげんは2〜3cm長さに切る。

2　鍋に水を入れて火にかけ、煮立ったら缶汁をきったさば、1を加えて3分ほど加熱し、カレールウを加えてとろみをつける。

---

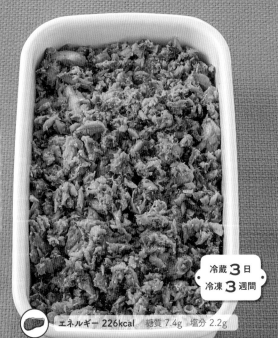

冷凍にぴったり

冷蔵 **3**日
冷凍 **3**週間

エネルギー 226kcal　糖質 7.4g　塩分 2.2g

### ふりかけとしても最高◎
### さば缶そぼろ

たんぱく質
**20.6**g

**材料（4人分）**

さば水煮缶…2缶（380g）
**A**｜酒、しょうゆ、みりん…各大さじ2
　｜砂糖…大さじ1

**作り方**

1　鍋にA、さばを缶汁ごと入れ、ほぐしながら水けがなくなり、そぼろ状になるまで中火で炒める。

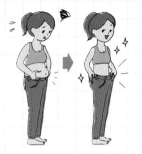

**ラク早ポイント**

パパッと用意できるさば缶サラダ。身がやわらかいからかんたんにほぐせて、玉ねぎでさっぱりといただけます。グラタンはみそ煮缶さえあれば味つけはいりません！ 甘みと塩けのバランスが絶妙です。

## 平日は帰ってラク早!

さば缶のうまみをいかして味つけラクラク

# さば缶と玉ねぎのサラダ

**たんぱく質 21.4g**

**材料（2人分）**

**さば水煮缶**…1缶（190g）
玉ねぎ…1個
小ねぎ（小口切り）…2本分
ポン酢しょうゆ…大さじ2

**作り方**

1　玉ねぎは薄切りにして5分ほど水にさらし、水けをきる。

2　1を器に盛り、缶汁をきったさばをほぐしてのせ、小ねぎを散らし、ポン酢しょうゆをかける。

調理時間 **8分**

超スピード

エネルギー 223kcal　糖質 8.3g　塩分 1.7g

---

みその甘みをいかした濃厚和風グラタン

# さばのみそ煮グラタン

**たんぱく質 22.2g**

**材料（2人分）**

**さばみそ煮缶**…1缶（190g）
ブロッコリー（冷凍）…4房
ミニトマト…4個
おろしにんにく…小さじ¼
ピザ用チーズ…40g

**作り方**

1　耐熱容器に冷凍ブロッコリーを入れてラップをし、電子レンジで1分ほど加熱する。

2　さばは缶汁ごとおろしにんにくと混ぜて1に加え、ミニトマトをのせてピザ用チーズを散らし、オーブントースターで10分ほど焼く。

調理時間 **15分**

トースター

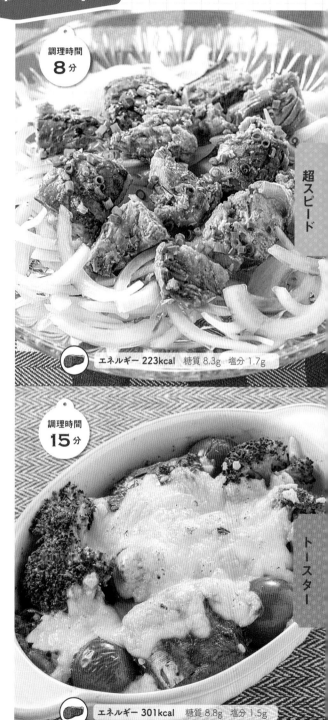

エネルギー 301kcal　糖質 8.8g　塩分 1.5g

# ツナ缶・鮭缶

**作りおきポイント**

牛乳と好相性の鮭は、缶詰でお手軽クリーム煮に。濃厚な味わいでもの足りなさは感じません。お焼きは、ツナの油をきって適度にカロリーカット！まとめて作って冷凍し、子どものおやつにも。

## 休日は 作りおき

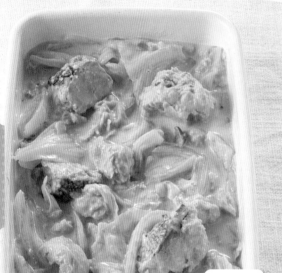

かんたん

冷蔵 **3**日
冷凍 **2**週間

エネルギー 322kcal　糖質 15.0g　塩分 1.8g

---

鮭の塩けとクリームが絶妙にマッチ

# 鮭缶とキャベツのクリーム煮

たんぱく質
**24.5**g

### 材料 (4人分)

| | |
|---|---|
| **鮭水煮缶**<br>…大1缶 (180g) | 塩、こしょう…各少々<br>小麦粉…大さじ1と½ |
| 玉ねぎ…¼個 | **A** 牛乳…1カップ |
| キャベツ…3枚 | 顆粒コンソメスープの素 |
| バター…12g | …小さじ1 |

### 作り方

**1** 玉ねぎは1cm厚さのくし形切りにし、キャベツはざく切りにする。

**2** フライパンにバターを溶かして玉ねぎを炒め、しんなりしたら小麦粉を加える。

**3** キャベツ、缶汁をきった鮭、**A**を加えてとろみがつくまで加熱し、塩、こしょうで味をととのえる。

---

パクッとつまめる小腹スナック

# ツナと枝豆のポテトチーズお焼き

たんぱく質
**12.3**g

### 材料 (4人分)

| | |
|---|---|
| **ツナ油漬け缶**<br>…小2缶 (140g) | プロセスチーズ…40g |
| じゃがいも…2個 | **A** 小麦粉…大さじ2 |
| 枝豆 (冷凍・さやなし) | 塩…小さじ⅓ |
| …50g | こしょう…少々 |
| | サラダ油…大さじ2 |

### 作り方

**1** じゃがいもはひと口大に切り、耐熱容器に入れてラップをし、電子レンジで5分加熱して熱いうちにつぶす。枝豆は解凍する。プロセスチーズは1cm角に切る。

**2** **1**、缶汁をきったツナ、**A**を混ぜ合わせ、8等分の小判型に成型する。

**3** フライパンにサラダ油を中火で熱し、**2**を両面焼き色がつくまで焼く。

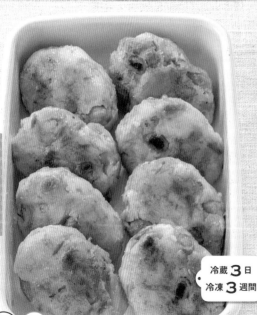

冷凍にぴったり

冷蔵 **3**日
冷凍 **3**週間

エネルギー 295kcal　糖質 12.3g　塩分 1.1g

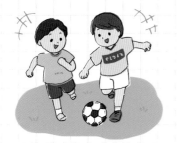

カット野菜を使えばさらにかんたんに

## 鮭缶のレンジちゃんちゃん蒸し

たんぱく質
**23.4g**

**材料（2人分）**

**鮭水煮缶…大1缶（180g）**
キャベツ…3枚
にんじん…⅓本
もやし…½パック
**A** みそ…大さじ2
みりん、酒…各大さじ1
砂糖…大さじ½
こしょう…少々
バター…5g

**作り方**

**1** キャベツはざく切り、にんじんは短冊切りにし、もやしとともに耐熱容器に入れる。

**2** 1に缶汁をきった鮭をのせ、混ぜ合わせたAをかける。ラップをして電子レンジで5分加熱し、バターをのせる。

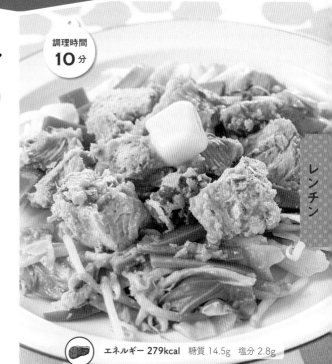

調理時間
**10分**

レンチン

エネルギー **279kcal** 糖質 14.5g 塩分 2.8g

---

ささっとできておなかも満足！

## ツナチーズ鍋

たんぱく質
**38.9g**

**材料（2人分）**

**ツナ油漬け缶…大1缶（180g）**
キャベツ…½個
ピザ用チーズ…150g
**A** 水…3と½カップ
顆粒コンソメスープの素…大さじ1
塩…適量
粗びき黒こしょう…少々

**作り方**

**1** ツナは缶汁をきる。キャベツはざく切りにする。

**2** 鍋に1、Aを入れて火にかけ、キャベツがしんなりしたら、ピザ用チーズを加える。

**3** チーズが溶けたら、粗びき黒こしょうをふる。

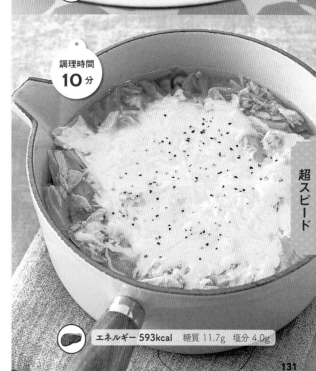

調理時間
**10分**

超スピード

エネルギー **593kcal** 糖質 11.7g 塩分 4.0g

# 魚介加工品

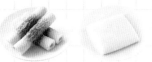

## 休日は **作りおき**

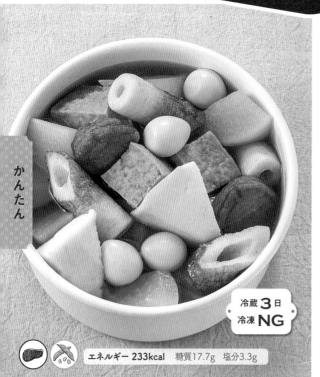

かんたん

大根は小さく切って火通りを早く

### かんたんおでん

たんぱく質 **18.1g**

**材料**(4人分)

**ちくわ…4本**
**はんぺん…1枚**
**さつま揚げ…2枚**
厚揚げ…1枚
大根…¼本

水煮うずら卵…8個
A｜水…3カップ
｜めんつゆ(3倍濃縮)
｜…大さじ4

**作り方**

**1** ちくわ、はんぺん、さつま揚げ、厚揚げはそれぞれひと口大に切る。大根はひと口大の乱切りにして耐熱容器に入れ、ラップをして電子レンジで3分加熱する。

**2** 鍋に**A**を煮立て、はんぺん以外の**1**、うずら卵を加えて10分ほど煮る。

**3** はんぺんを加えて2〜3分煮る。

冷蔵 **3**日
冷凍 **NG**

エネルギー **233kcal** 糖質17.7g 塩分3.3g

---

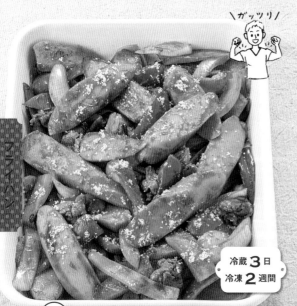

フライパン

ガッツリ

魚肉ソーセージがなつかしさを誘う

### 魚肉ソーセージのナポリタン炒め

たんぱく質 **15.1g**

**材料**(4人分)

**魚肉ソーセージ…4本**
豚こま切れ肉…100g
玉ねぎ…½個
にんじん…⅓本
ピーマン…2個

サラダ油…大さじ1
A｜トマトケチャップ
｜…大さじ4
｜中濃ソース…大さじ1
粉チーズ…大さじ1

**作り方**

**1** 魚肉ソーセージは1cm厚さの斜め切り、玉ねぎはくし形切り、にんじんは斜め薄切り、ピーマンは乱切りにする。

**2** フライパンにサラダ油を中火で熱し、豚肉を焼く。色が変わったら**1**を加えて炒める。

**3** 野菜がしんなりしたら**A**を加えてからめ、仕上げに粉チーズをかける。

冷蔵 **3**日
冷凍 **2**週間

エネルギー **241kcal** 糖質 17.6g 塩分 2.4g

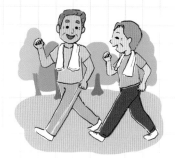

## 平日は帰ってラク早!

甘めのソースを使って

# ちくわのソースきんぴら

**たんぱく質 12.4g**

**調理時間 8分**

### 材料(2人分)

**ちくわ…6本**
れんこん…½節
サラダ油…小さじ2
焼きそばソース…大さじ3
いりごま(白)…小さじ2

### 作り方

1 ちくわは2cm長さの斜め切りにする。れんこんは大
　きめの乱切りにする。

2 フライパンにサラダ油を熱し、れんこんを焼きつけ
　るように炒め、火が通ったらちくわを加えて炒める。

3 焼きそばソース、いりごまを加えて炒め合わせる。

お弁当にも

エネルギー **219kcal** 糖質 24.5g 塩分 3.5g

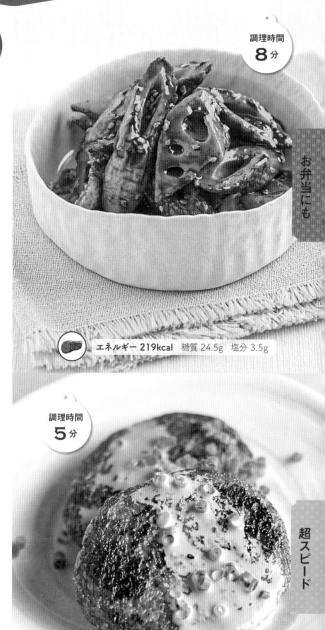

一品足りないときのお助けレシピ!

# さつま揚げのソテー

**たんぱく質 17.1g**

### 材料(2人分)

**さつま揚げ…4枚**
**A** マヨネーズ、しょうゆ…各大さじ1
　　七味唐辛子…少々
小ねぎ(小口切り)…1本分

### 作り方

1 さつま揚げはフライパンで焼き色がつくまで焼く。

2 器に盛り、合わせた**A**をかけて小ねぎを散らす。

**調理時間 5分**

超スピード

エネルギー **231kcal** 糖質 19.1g 塩分 3.9g

# 卵

## 休日は作りおき

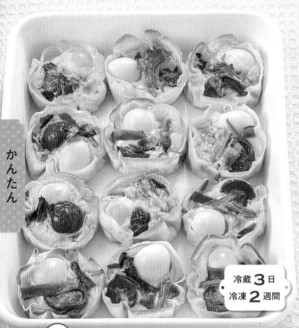

かんたん

冷蔵 **3** 日
冷凍 **2** 週間

エネルギー **368kcal**　糖質 13.7g　塩分 1.1g

卵&うずら卵のダブル使い！
## 卵たっぷりミニキッシュ

たんぱく質 **14.0**g

### 材料（4人分）

**溶き卵…2個分**

A　生クリーム…½カップ
　　塩…小さじ¼
　　こしょう…少々

スライスベーコン
　（1cm幅に切る）…3枚分

ほうれん草…⅛束

ミニトマト（半分に切る）
　…6個分

水煮うずら卵…12個

ぎょうざの皮（大判）…12枚

ピザ用チーズ…40g

### 作り方

**1** ボウルに溶き卵、Aを加えてよく混ぜ合わせる。ほうれん草は塩ゆでして水けを絞り、2cm長さに切る。

**2** ココット型にサラダ油（分量外）を塗り、ぎょうざの皮を敷いてベーコン、ほうれん草、ミニトマト、うずら卵、ピザ用チーズを順に入れ、1の卵液を注ぐ。全部で12個作る。

**3** オーブントースターで8〜10分ほど焼き色がつくまで焼く。

---

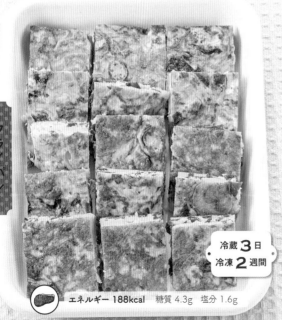

フライパン

冷蔵 **3** 日
冷凍 **2** 週間

エネルギー **188kcal**　糖質 4.3g　塩分 1.6g

わかめが味のアクセント
## 韓国風オムレツ

たんぱく質 **13.0**g

### 材料（4人分）

**溶き卵…5個分**

わかめ（塩蔵）…40g
長ねぎ（小口切り）…1本分
魚肉ソーセージ…1本
ちりめんじゃこ…20g

A　いりごま（白）、酒
　　…各大さじ1
　　塩…小さじ¼
　　こしょう…少々

ごま油…大さじ1

### 作り方

**1** わかめはよく洗ってから水でもどし、水けをきってひと口大に切る。魚肉ソーセージは5mm厚さの輪切りにする。

**2** ボウルに溶き卵、1、長ねぎ、ちりめんじゃこ、Aを加えて混ぜ合わせる。

**3** 20cmサイズのフライパンにごま油を強火で熱し、2を流し入れて大きく混ぜ、弱火にして3〜4分焼く。皿に取り出して裏返し、フライパンにもどし入れ、1〜2分焼く。粗熱がとれたら食べやすい大きさに切る。

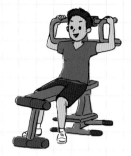

ラク早ポイント

工程の多いイメージのかに玉もレンチンで手軽に調理！ 洗い物が少なくて後片づけもラクチンです。ピリピリ炒めはゴーヤの苦味と唐辛子でクセになる味わい。塩、こしょうだけで味が決まります。

帰ってきてすぐ食べたいときに！

# かに玉あんかけ

**たんぱく質 20.6g**

**調理時間 10分**

### 材料（2人分）

**溶き卵…3個分**
かにほぐし身缶
　…小2缶（100g）

**A** 水…¼カップ
　鶏ガラスープの素
　　…小さじ⅓
　塩、こしょう…各少々

**B** 水…1カップ
　薄口しょうゆ、みりん
　　…各大さじ1
　鶏ガラスープの素
　　…小さじ1
　塩、こしょう…各少々
水溶き片栗粉…大さじ1
小ねぎ（小口切り）…適量

### 作り方

1 耐熱容器に溶き卵、缶汁をきったかに、**A**を入れて混ぜ合わせ、ラップをして電子レンジで2分加熱する。取り出して混ぜ合わせ、同様に2分加熱する。

2 別の耐熱容器に**B**を入れ、ラップをして電子レンジで1分加熱し、熱いうちに水溶き片栗粉を加えて混ぜ、同様に1分加熱する。

3 器に**1**を盛り、**2**をかけ、小ねぎを散らす。

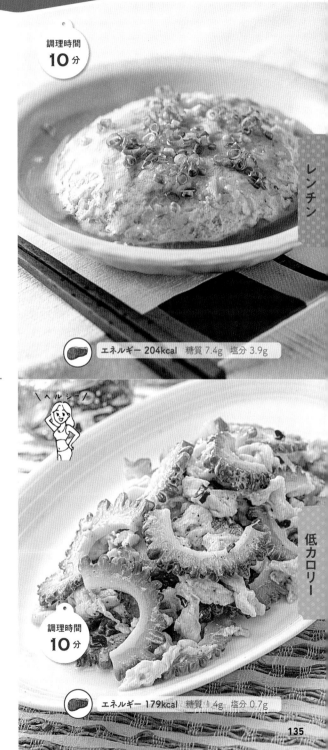

エネルギー 204kcal　糖質 7.4g　塩分 3.9g

唐辛子を効かせて食欲アップ

# 卵とゴーヤのピリピリ炒め

**たんぱく質 7.3g**

### 材料（2人分）

**溶き卵…2個分**
ゴーヤ…1本
赤唐辛子（種を除いてみじん切り）…2本分
塩、こしょう…各少々
オリーブオイル…大さじ1と½

### 作り方

1 ゴーヤは縦半分に切って種とわたを除き、薄切りにする。

2 フライパンにオリーブオイル、赤唐辛子を入れて弱火で炒め、香りが立ったら**1**を加えて炒め合わせる。

3 ゴーヤをフライパンの端に寄せ、空いたところに溶き卵を流し入れて半熟状に炒める。ゴーヤと炒め合わせて塩、こしょうで味をととのえる。

**調理時間 10分**

エネルギー 179kcal　糖質 1.4g　塩分 0.7g

135

# 卵

## 作りおきポイント

ピクルスは酢と砂糖の保存効果でおいしさキープ。冷凍すると食感が変化するため冷蔵で保存します。肉巻きは半分に切ってから巻いて食べやすく。固ゆで卵を使うのがポイントです。お弁当のおかずにも◎。

## 休日は作りおき

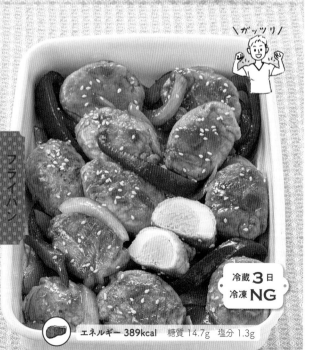

**かんたん**

冷蔵 **3**日
冷凍 **NG**

エネルギー 111kcal　糖質 4.6g　塩分 1.0g

---

さわやかな彩りで見た目から楽しく

# うずらの卵とミニトマトのピクルス

たんぱく質
**5.8g**

### 材料（4人分）

**水煮うずら卵…20個**
ミニトマト（赤、黄）…各6個
A｜水…1カップ
　｜酢…½カップ
　｜砂糖…大さじ2
　｜塩…小さじ1
　｜ローリエ…1枚

### 作り方

1. 小鍋にAを入れてひと煮立ちさせ、火を止めて粗熱をとる。

2. ミニトマトは楊枝などで数か所穴をあけ、保存容器にうずら卵とともに入れる。1を注いで冷蔵庫で2〜3時間冷やす。

---

ゆで卵は半分に切ればお弁当にもぴったりのサイズに

# ゆで卵の韓国風肉巻き

たんぱく質
**23.5g**

### 材料（4人分）

**固ゆで卵…6個**
豚ロース薄切り肉…12枚
玉ねぎ…½個
パプリカ（赤）…½個
小麦粉…適量
サラダ油…大さじ1

A｜コチュジャン
　｜…大さじ1と½
　｜酒…大さじ1
　｜しょうゆ、砂糖
　｜…各小さじ2
いりごま（白）…適量

### 作り方

1. 固ゆで卵は半分に切って豚肉にのせて巻き、小麦粉をまぶす。

2. 玉ねぎ、パプリカはそれぞれ1cm厚さに切る。

3. フライパンにサラダ油を中火で熱し、1を入れて焼き色がつくまで焼き、2を加えて野菜がしんなりするまで炒める。Aを加えて煮からめ、いりごまを散らす。

**フライパン**

\ガッツリ/

冷蔵 **3**日
冷凍 **NG**

エネルギー 389kcal　糖質 14.7g　塩分 1.3g

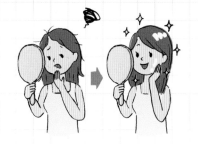

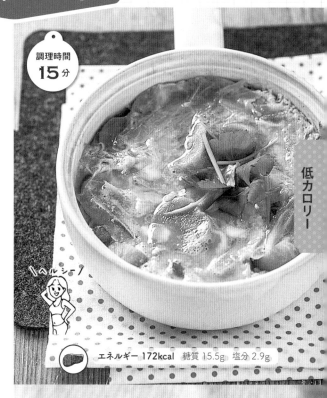

**ラク早ポイント**

柳川風には焼き麩でふんわりジューシーに。カットごぼうを使えばさらに調理の手間がかかりません。グラタンは市販のホワイトソースでお手軽に。野菜もとれて朝食にもおすすめメニューです。

## 平日は帰ってラク早!

麩に味が染みておいしくなる

# かんたん柳川風

たんぱく質 **9.9**g

**材料（2人分）**

**溶き卵…2個分**
ごぼう…¼本
焼き麩…10g
**A** だし汁…1カップ
　　 酢、しょうゆ…各大さじ2
　　 砂糖、みりん…各大さじ1
みつば（ざく切り）…適量

**作り方**

**1** ごぼうはささがきにし、水にさらす。

**2** 水けをきった1、Aを鍋に入れて中火で煮る。ごぼうがやわらかくなったら焼き麩を加え、3分ほど煮て煮汁を含ませる。

**3** 溶き卵を回し入れて軽く煮て半熟状になったら、みつばを散らす。

調理時間 **15**分

低カロリー

ヘルシー

エネルギー **172kcal**　糖質 15.5g　塩分 2.9g

市販のホワイトソースでかんたんにおいしく

# ほうれん草の卵グラタン

たんぱく質 **12.5**g

**材料（2人分）**

**卵…2個**
ほうれん草…1束
ブロッコリー…4房
ホワイトソース（市販）…大さじ4
バター、塩、こしょう…各少々
粉チーズ…適量

**作り方**

**1** ほうれん草と小房に分けたブロッコリーは塩ゆでする。ほうれん草は水けを絞り、5cm長さに切る。

**2** 耐熱容器にバターを薄く塗り、ふちに沿ってほうれん草を半量入れる。ホワイトソースとブロッコリーを半量ずつ加え、真ん中に卵を割り入れる。同様にもう1つ作る。

**3** 塩、こしょう、粉チーズをふり、オーブントースターで7〜8分ほどこんがりと焼く。

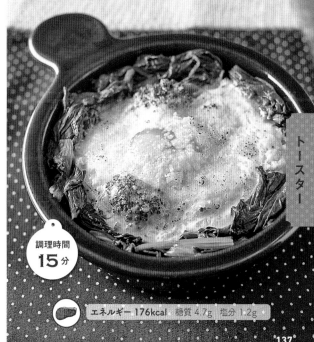

トースター

調理時間 **15**分

エネルギー **176kcal**　糖質 4.7g　塩分 1.2g

# 卵

しょうがじょうゆ漬けは、時間をおくほど味がよく染み込みます。卵のゆで加減で食感や味わいが変化！ はんぺんを加えた卵焼きは時間が経ってもフワフワ感をキープ。食べごたえもアップします。

## 休日は 作りおき

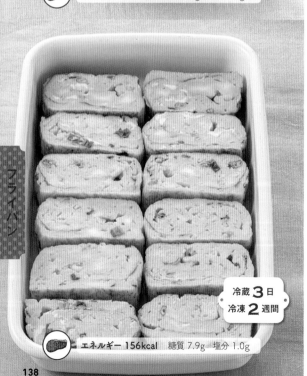

**かんたん**

冷蔵 **3**日
冷凍 **NG**

(1個分)
エネルギー **84kcal**　糖質 1.7g　塩分 0.8g

---

ゆで卵の固さはお好みで

## ゆで卵の
## しょうがじょうゆ漬け

たんぱく質
**6.6g**
(1個分)

### 材料（作りやすい分量）

**ゆで卵…10個**

**A** | 水…1と½カップ
　　| しょうが（せん切り）…1片分
　　| しょうゆ…大さじ6
　　| 砂糖…大さじ3

### 作り方

1 小鍋に**A**を入れてひと煮立ちさせ、火を止めて粗熱をとる。

2 保存用ポリ袋にゆで卵、**1**を入れ、冷蔵庫で3時間以上漬ける。

---

はんぺんを入れて食感もたんぱく質量もアップ

## ふわふわ卵焼き

たんぱく質
**10.4g**

### 材料（4人分）

**溶き卵…5個分**

はんぺん…1枚

小ねぎ（小口切り）…5本分

**A** | 砂糖…大さじ2
　　| 酒…大さじ1
　　| 塩…小さじ¼

サラダ油…適量

### 作り方

1 はんぺんはポリ袋に入れ、袋の上からよくつぶす。

2 ボウルに溶き卵、小ねぎ、**1**、**A**を加えてよく混ぜ合わせる。

3 卵焼き器にサラダ油を中火で熱し、**2**の¼量を流し入れ、半熟になったら手前に巻き、奥に寄せて¼量を流し入れて同様に巻く。同様にもう1本作り、粗熱がとれたら食べやすく切る。

冷蔵 **3**日
冷凍 **2**週間

エネルギー **156kcal**　糖質 7.9g　塩分 1.0g

# 卵ごはんバリエ!

奥深き卵かけごはんの世界。ほんのひと手間加えるだけで、味の広がり無限大。

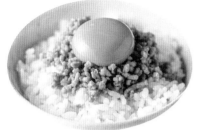

子どもも大好き!

## カレーそぼろ + 卵黄のっけごはん

**材料と作り方**

カレーそぼろ（ひき肉50gに対し、カレー粉小さじ½と塩、こしょう各少々を加えて炒めたもの）、卵黄をごはんにのせる。お好みでしょうゆをかけても。

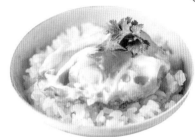

たまにはエスニックに

## ナンプラー + 揚げ卵のっけごはん

**材料と作り方**

揚げ卵をごはんにのせて、香菜を飾り、ナンプラーをかける。お好みで砕いたピーナッツをかけても。

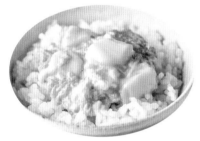

とろ〜りとろける

## チーズの卵とじのっけごはん

**材料と作り方**

鍋にめんつゆを温めて角切りにしたプロセスチーズを加え、溶き卵でとじてごはんにのせる。

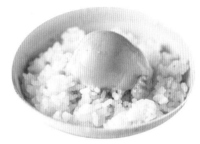

こってり温玉にピリっと

## わさびじょうゆ + 温泉卵のっけごはん

**材料と作り方**

温泉卵をごはんにのせ、わさびじょうゆをかける。わさびじょうゆに代えて、お好みに薄めためんつゆでも。

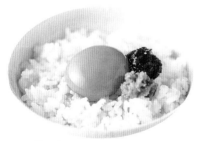

香りのよい組み合わせ

## のりの佃煮 + ゆずこしょう + 卵黄のっけごはん

**材料と作り方**

市販ののりの佃煮、ゆずこしょう、卵黄をごはんにのせる。添付のたれと混ぜ合わせた納豆を加えても。

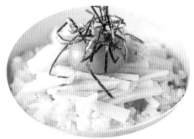

歯ごたえも楽しい

## シャキシャキ長いも + 卵黄のっけごはん

**材料と作り方**

せん切りにした長いも、卵黄をごはんにのせて、刻みのりを散らし、しょうゆをかける。

# プロテインを使ったレシピ

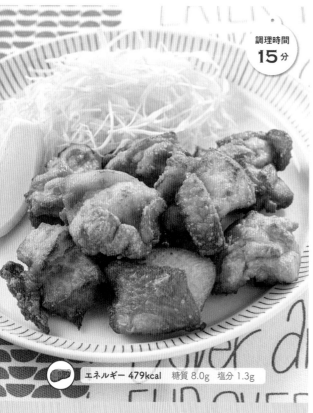

調理時間 **15分**

エネルギー **479kcal** 糖質 8.0g 塩分 1.3g

人気おかずのたんぱく質量をちゃっかりかさ増し

## 鶏肉のから揚げ

たんぱく質 **30.8g**

**材料(2人分)**

鶏もも肉…1枚(300g)

**A** にんにく(すりおろし)…½片分
マヨネーズ…大さじ1
しょうゆ…小さじ2

**B** 小麦粉…大さじ1と½
**プロテインパウダー(プレーン)…大さじ1**
水…大さじ1

揚げ油…適量

レモン(くし形切り)、キャベツ(せん切り)…各適量

**作り方**

1 鶏肉は余分な脂を除いてひと口大に切る。ポリ袋に**A**とともにもみこみ、5分以上おく。

2 **1**に**B**を加えてよくもみ込む。170℃の揚げ油で5～6分カラッと揚げる。器に盛り、レモン、キャベツを添える。

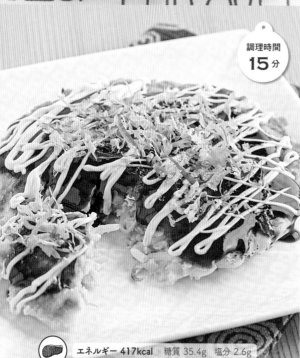

調理時間 **15分**

エネルギー **417kcal** 糖質 35.4g 塩分 2.6g

少ない材料でできるのもうれしい

## もやしのお好み焼き

たんぱく質 **29.5g**

**材料(2人分)**

もやし…1パック

**A** 溶き卵…1個分
水…½カップ
小麦粉…50g
**プロテインパウダー(プレーン)…50g**
揚げ玉…大さじ3
顆粒和風だし…小さじ1

ごま油…小さじ2

お好み焼きソース、マヨネーズ、かつお節…各適量

**作り方**

1 もやしは粗く刻む。

2 ボウルに**A**を混ぜ合わせ、**1**を加えて混ぜる。

3 フライパンにごま油の半量を薄くひいて**2**の半量を流し入れ、両面こんがりと焼く。残りのごま油を入れて同様にもう1枚焼き、器に盛ってお好み焼きソース、マヨネーズをかけ、かつお節をのせる。

水や牛乳で溶いて飲むプロテイン。少し飽きてきたな…というあなた、実は料理やお菓子にも使えるんです！ いつもの食事に少しプラスするだけで、手軽にたんぱく質を補強できる、プロテインを使ったアレンジレシピをご紹介します。

良質のたんぱく質にプロテインをON!

## さんまのごま揚げ

たんぱく質 **27.9g**

材料（2人分）
さんま（3枚おろし）…2尾分
塩、こしょう…各少々
**A** プロテインパウダー（プレーン）、溶き卵…各適量
いりごま（白、黒）…各適量
揚げ油…適量
レモン（くし形切り）、ミニトマト…各適量

作り方

1 さんまは半分の長さに切って塩、こしょうをふる。

2 1の水けをペーパータオルでよくふき、混ぜ合わせた**A**をつけ、半量に白ごま、残りに黒ごまをまぶす。

3 170℃の揚げ油でカラッと揚げて器に盛り、レモン、ミニトマトを添える。

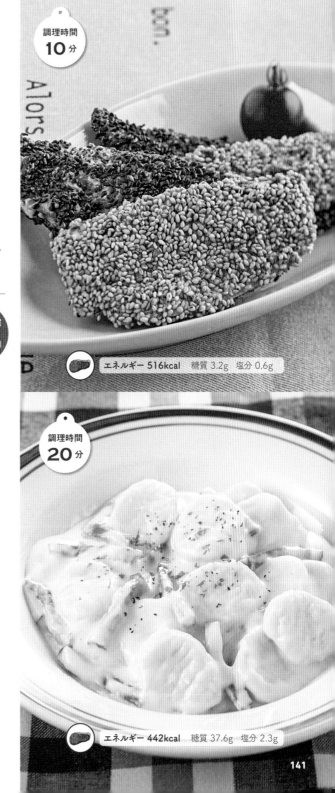

調理時間 **10分**

エネルギー 516kcal　糖質 3.2g　塩分 0.6g

---

プロテインを加えるとソースがよくからむ

## ニョッキのチーズソース

たんぱく質 **21.0g**

材料（2人分）
じゃがいも…1個（150g）
ベーコンブロック
　（1cm角の棒状に切る）
　…40g
**A** 小麦粉…40g
　**プロテインパウダー（プレーン）…大さじ1**
　片栗粉…大さじ1
　塩…小さじ⅙

牛乳…1カップ
スライスチーズ…4枚
塩、こしょう…各少々
**B** 水…大さじ1
　片栗粉…小さじ2
粗びき黒こしょう、パセリ（みじん切り）…各適量

作り方

1 じゃがいもは皮ごとよく洗ってラップに包み、電子レンジで5分加熱する。熱いうちに皮をむいてよくつぶす。

2 1に**A**を加えて耳たぶくらいのかたさになるまでよく混ぜ、2cmほどの大きさに平たく丸め、フォークの背で軽く押しつける。熱湯に入れて、浮き上がってから1分ほどゆでて水けをよくきる。

3 フライパンに牛乳を入れて温め、ベーコン、手でちぎったスライスチーズを加えてかき混ぜながらチーズを溶かす。塩、こしょうで味をととのえ、**B**でとろみをつける。

4 2を加えて混ぜ合わせ、器に盛って粗びき黒こしょうをふり、パセリを散らす。

調理時間 **20分**

エネルギー 442kcal　糖質 37.6g　塩分 2.3g

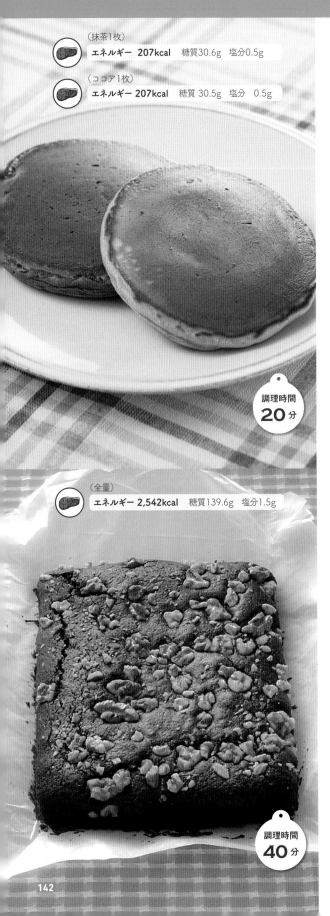

（抹茶1枚）
エネルギー **207kcal**　糖質30.6g　塩分0.5g

（ココア1枚）
エネルギー **207kcal**　糖質 30.5g　塩分　0.5g

高い位置からお玉で流し入れると、きれいな円形に焼ける

# 色いろホットケーキ

材料（各4枚分）
●ココアのホットケーキ
A｜ホットケーキミックス…150g
　｜**プロテインパウダー（ココア味）…50g**
　｜溶き卵…1個分
　｜牛乳…¾カップ
サラダ油…適量

たんぱく質<br>**8.4g**<br>（ココア1枚）

●抹茶のホットケーキ
B｜ホットケーキミックス…150g
　｜**プロテインパウダー（抹茶味）…50g**
　｜溶き卵…1個分
　｜牛乳…¾カップ
サラダ油…適量

たんぱく質<br>**8.6g**<br>（抹茶1枚）

作り方

1　ココアのホットケーキを焼く。ボウルにAを入れて混ぜ合わせ、サラダ油を熱したフライパンに流し入れて、弱めの中火で焼く。

2　ふちが少し乾いて表面に小さな気泡が出てきたら裏返し、焼き色がつくまで焼く。

3　同様にBを使って抹茶のホットケーキを焼く。

調理時間
**20分**

（全量）
エネルギー **2,542kcal**　糖質139.6g　塩分1.5g

トレーニング中の糖質補給にも

# チョコレートブラウニー

たんぱく質<br>**50.6g**<br>（全量）

材料（24×19×3.5cmの型1台分）
ビターチョコレート…130g
A｜溶かしバター（無塩）…100g
　｜砂糖…60g
　｜塩、バニラエッセンス…各少々
溶き卵…2個分
**プロテインパウダー（ココア味）、くるみ…各80g**

作り方

1　ビターチョコレートは湯せんにかけて溶かし、合わせたAを加えて泡立て器でよく混ぜ合わせる。溶き卵を数回に分けて加え、混ぜ合わせる。

2　1にプロテインパウダーを加えて混ぜ合わせ、オーブンシートを敷いた型に流し入れて平らにならす。

3　2に砕いたくるみを散らして180℃に予熱したオーブンで20〜30分焼く。

調理時間
**40分**

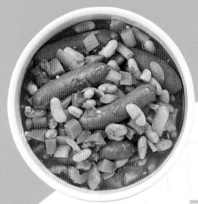

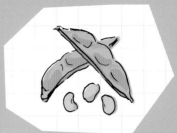

# PART4

# 大豆製品・豆のおかず

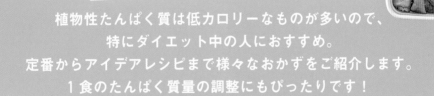

植物性たんぱく質は低カロリーなものが多いので、
特にダイエット中の人におすすめ。
定番からアイデアレシピまで様々なおかずをご紹介します。
1食のたんぱく質量の調整にもぴったりです！

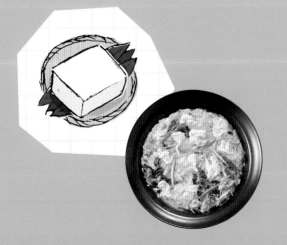

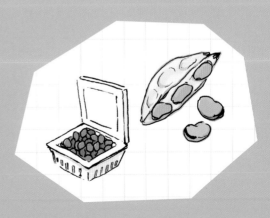

# 豆腐

**作りおきポイント**

ヘルシーな豆腐は植物性たんぱく質の代表格。豆腐・豚肉・卵を合わせたチャンプルーは、一度に複数のたんぱく質がとれる優秀メニュー。作りおきするなら卵にしっかり火を通しましょう。

**休日は作りおき**

かんたん

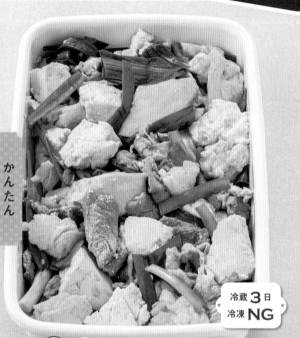

冷蔵 **3**日
冷凍 **NG**

エネルギー 199kcal　糖質 1.0g　塩分 0.8g

元気がでるヘルシーメニュー

## 豆腐と豚肉とにらの
## チャンプルー

たんぱく質
**13.7**g

**材料（4人分）**

**木綿豆腐…1丁（300g）**
溶き卵…2個分
豚切り落とし肉…100g
にら（ざく切り）…1束分
サラダ油…大さじ1
**A** ┃ しょうゆ…小さじ1
　　┃ 塩、こしょう…各少々

**作り方**

**1** 豆腐はペーパータオルで包んで耐熱容器にのせ、電子レンジで2分加熱して水きりし、手でくずす。

**2** フライパンにサラダ油を熱し、豚肉を色が変わるまで炒め、**1**、にらを加えて2〜3分炒め、**A**を加える。

**3** 溶き卵を加えて炒め合わせる。

---

フライパン

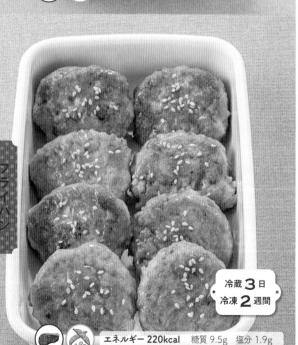

冷蔵 **3**日
冷凍 **2**週間

エネルギー 220kcal　糖質 9.5g　塩分 1.9g

なめらかで食べやすい

## 豆腐の甘辛つくね

たんぱく質
**13.2**g

**材料（4人分）**

**木綿豆腐…200g**　　　　　　　サラダ油…大さじ1
**A** ┃ 鶏ひき肉…200g　　**B** ┃ しょうゆ、酒
　　┃ 片栗粉…大さじ2　　　　┃ …各大さじ2
　　┃ 酒…大さじ1　　　　　　┃ みりん、砂糖
　　┃ おろししょうが…小さじ1　┃ …各大さじ1
　　┃ 塩…少々　　　　　　　いりごま（白）…適量

**作り方**

**1** ボウルに豆腐、**A**を入れてなめらかになるまでよく練り混ぜ、8等分の円盤型に成型する。

**2** フライパンにサラダ油を中火で熱し、**1**を両面焼き色がつくまで焼く。弱火にしてふたをし、中まで火を通す。

**3** 混ぜ合わせた**B**を加えて煮からめ、いりごまをふる。

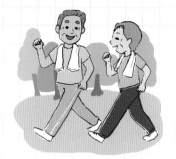

ラク早ポイント

レンチン麻婆豆腐はくずれにくいようにしっかり水切りを。味が薄くなるのも防げます。あられ豆腐はきゅうりとトマトで華やかに。豆腐を手でちぎると調味料のからみがよくなります。

よく混ぜて加熱ムラを防いで

# 麻婆豆腐

**たんぱく質 25.1g**

## 材料（2人分）

**木綿豆腐**…1丁（300g）
豚ひき肉…150g
長ねぎ（みじん切り）
　…¼本分
しょうが（みじん切り）、
　にんにく（みじん切り）
　…各½片分

**A** 水…¼カップ
　みりん、しょうゆ
　　…各大さじ1
　砂糖、豆板醤…各大さじ½
　ごま油…小さじ2
水溶き片栗粉…大さじ1
小ねぎ（小口切り）…2本分

## 作り方

1　豆腐はペーパータオルで包んで電子レンジで2分加熱し、1.5cm角に切る。

2　耐熱容器に長ねぎ、しょうが、にんにく、ひき肉、Aを入れ、混ぜ合わせてラップをし、電子レンジで3分加熱する。

3　取り出してよく混ぜ、1、水溶き片栗粉を加えて混ぜ合わせ、同様に3分加熱する。よく混ぜ合わせて器に盛り、小ねぎを散らす。

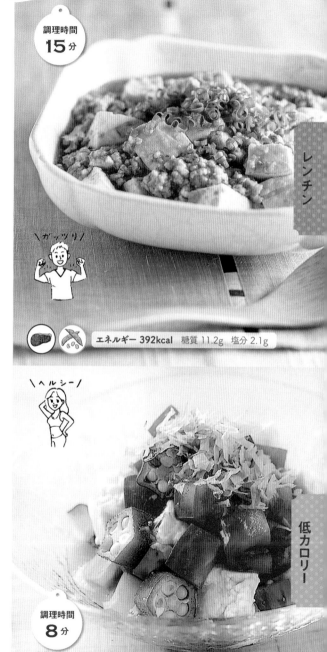

調理時間 15分

レンチン

\ガッツリ/

エネルギー 392kcal　糖質 11.2g　塩分 2.1g

---

形を変えるだけでパッと華やか

# コロコロ野菜のあられ豆腐

**たんぱく質 13.4g**

## 材料（2人分）

**木綿豆腐**…1丁（300g）
トマト…1個
きゅうり…½本
オクラ…2本
**A** しょうゆ…大さじ2
　酢、ごま油…各大さじ1
かつお節…1g

## 作り方

1　トマト、きゅうりは1cm角に切る。オクラは熱湯でゆでて1cm幅に切る。

2　豆腐は手で小さくちぎり、1と軽く混ぜ合わせて器に盛り、合わせたAをかけてかつお節をのせる。

\ヘルシー/

低カロリー

調理時間 8分

エネルギー 217kcal　糖質 6.4g　塩分 2.6g

# 豆腐

**作りおきポイント**

豆腐のガリバタステーキを豚肉でかさ増し。たれをよく煮からめて濃厚に仕上げます。炒り豆腐はしっかり水分をとばすと作りおいても傷みにくいです。豆腐は冷凍すると食感が変わるため避けましょう。

**休日は作りおき**

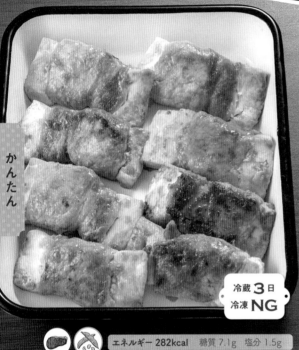

かんたん

**冷蔵 3日**
**冷凍 NG**

エネルギー 282kcal　糖質 7.1g　塩分 1.5g

満足感◎のやみつきおかず
## 豆腐のガリバタステーキ

たんぱく質 **17.9g**

**材料（4人分）**

**木綿豆腐**…1丁（400g）
豚ロース薄切り肉…8枚
小麦粉…適量
サラダ油…大さじ½
バター…10g

A｜しょうゆ…大さじ2
　｜酒…大さじ1
　｜砂糖、おろしにんにく
　｜　…各小さじ1

**作り方**

**1** 豆腐は8等分に切り、ペーパータオルで包んで軽く水けをきる。豚肉を広げて豆腐をのせて巻き、小麦粉をまぶす。全部で8個作る。

**2** フライパンにサラダ油とバターを熱し、**1**を両面焼き色がつくまで焼く。

**3** Aを加えて弱火でとろみがつくまで煮からめる。

---

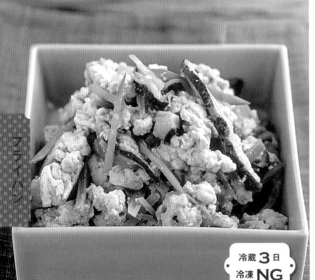

フライパン

**冷蔵 3日**
**冷凍 NG**

エネルギー 248kcal　糖質 4.9g　塩分 1.3g

ポロポロの食感を楽しんで
## 野菜たっぷり炒り豆腐

たんぱく質 **17.9g**

**材料（2人分）**

**木綿豆腐**…1丁（400g）
溶き卵…2個分
にんじん…⅓本
さやえんどう…8枚
干ししいたけ…4枚

サラダ油…大さじ1
A｜しいたけのもどし汁
　｜　…1カップ
　｜砂糖…大さじ1
しょうゆ…小さじ2
塩…小さじ½

**作り方**

**1** 豆腐はペーパータオルで包んで電子レンジで2分加熱して水けをきる。

**2** 干ししいたけは水でもどして薄切り、にんじんはせん切り、さやえんどうは筋を除いて塩ゆでし、せん切りにする。

**3** フライパンにサラダ油を熱して**2**のしいたけ、にんじんを炒め、**1**を手でくずしながら加えて炒める。Aを加え、沸騰したら塩、しょうゆを加え、煮汁がなくなるまで煮る。溶き卵を加えて火を通し、さやえんどうを散らす。

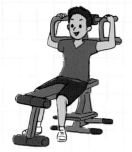

ラク早ポイント

焼肉のたれで手早く炒めたそぼろを豆腐にのせ、ボリュームアップ。ねぎの香りが風味を引き立てます。ホワイトソースの代わりに豆腐を使ったグラタンは、ヘルシーなのにみそのコクであと引く味わい。

肉そぼろでボリュームのあるおかずに変身！

## 豆腐のほろほろ そぼろのせ

たんぱく質 **14.0g**

**材料（2人分）**
絹ごし豆腐…1丁（300g）
鶏ひき肉…60g
長ねぎ…5cm
サラダ油…小さじ2
焼肉のたれ（市販）…大さじ2

**作り方**

1 豆腐はペーパータオルで包んで耐熱容器にのせ、電子レンジで1分30秒加熱して水きりする。

2 長ねぎは半量をみじん切りにする。サラダ油を中火で熱したフライパンでひき肉とともに炒める。肉の色が変わったら焼肉のたれを加えて汁けがなくなるまで炒める。

3 1を4等分に切って器に盛り、2をかける。残った半量の長ねぎを白髪ねぎにしてのせる。

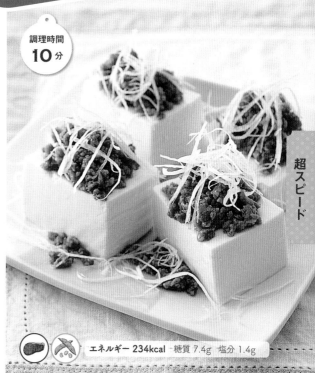

調理時間 **10分**

超スピード

エネルギー 234kcal 糖質 7.4g 塩分 1.4g

---

豆乳も加えて栄養満点

## かぼちゃの 豆腐ソースグラタン

たんぱく質 **9.1g**

**材料（2人分）**
木綿豆腐…½丁（150g）　かぼちゃ…⅙個
A　無調整豆乳…½カップ　パン粉…大さじ2
　　みそ、塩…各小さじ¼　パセリ（みじん切り）…適量

**作り方**

1 豆腐はペーパータオルで包んで耐熱容器にのせ、電子レンジで1分加熱して水きりする。Aと合わせてミキサーにかけてなめらかにする。

2 かぼちゃは種とわたを除いて5mm厚さに切り、耐熱容器にのせてラップをし、電子レンジで5分ほど加熱する。

3 耐熱容器に2、1の順に入れ、パン粉、パセリをふり、オーブントースターで焼き色がつくまで焼く。

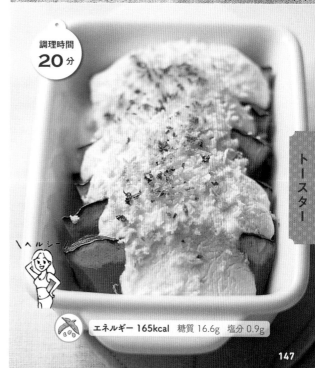

調理時間 **20分**

トースター

ヘルシー！

エネルギー 165kcal 糖質 16.6g 塩分 0.9g

# 厚揚げ

**作りおきポイント**

厚揚げはカルシウムが豊富。湯をかけて油抜きすると味がよく染み込みます。厚揚げを使った回鍋肉は、豚肉と遜色ないうまみと食べごたえ！ボリュームのある、腹持ちのよいおかずです。

**休日は作りおき**

野菜と植物性たんぱく質がしっかりとれる
## 厚揚げの回鍋肉風

たんぱく質 **13.1**g

**材料（4人分）**

| | |
|---|---|
| **厚揚げ…2枚（400g）** | サラダ油…大さじ1 |
| キャベツ…3枚 | 豆板醤…小さじ½ |
| ピーマン…2個 | **A** 甜麺醤…大さじ2 |
| にんにく（みじん切り）…1片分 | しょうゆ…大さじ1と½ |
| | 酒、砂糖…各大さじ1 |

**作り方**

**1** 厚揚げは熱湯を回しかけて油抜きし、横半分に切って1cm幅に切る。キャベツはざく切り、ピーマンは乱切りにする。

**2** フライパンにサラダ油を中火で熱し、豆板醤、にんにくを炒め、香りが立ったら厚揚げを加えて焼き色がつくまで炒め、キャベツ、ピーマンの順に加えて炒める。

**3** 野菜がしんなりしたら、**A**を加えて炒め合わせる。

かんたん

冷蔵 **3**日
冷凍 **NG**

**エネルギー 240kcal** 糖質 9.6g 塩分 1.9g

---

厚揚げのとろっとした食感を楽しんで
## 厚揚げのそぼろ煮

たんぱく質 **20.2**g

**材料（4人分）**

**厚揚げ…2枚（400g）**
鶏ひき肉…200g
ごま油…大さじ1
**A** 水…1カップ
　めんつゆ（3倍濃縮）…大さじ3
　砂糖、片栗粉…各大さじ1
小ねぎ（小口切り）…適量

**作り方**

**1** 厚揚げは熱湯を回しかけて油抜きし、食べやすい大きさに切る。

**2** フライパンにごま油を中火で熱し、ひき肉を色が変わるまで炒め、厚揚げを加えて炒め合わせる。

**3** **A**を加えてとろみがつくまで煮たら、小ねぎを散らす。

フライパン

冷蔵 **3**日
冷凍 **NG**

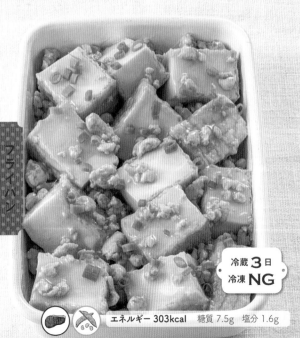

**エネルギー 303kcal** 糖質 7.5g 塩分 1.6g

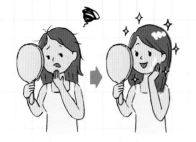

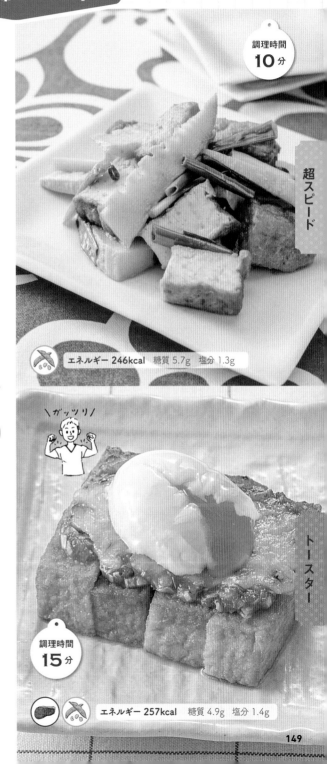
みそとバターの黄金コンビ

# 厚揚げとたけのこの みそバター炒め

たんぱく質 **14.0g**

**材料（2人分）**

**厚揚げ…1枚（200g）**
水煮たけのこ…100g
わけぎ…3本
赤唐辛子（種を除いて小口切り）
　…少々
バター…12g

**A** 酒…大さじ1
　みそ…小さじ2
　しょうゆ、砂糖
　…各小さじ1

**作り方**

1　厚揚げは横半分に切って1cm幅に切る。たけのこは1cm幅のくし形切りにする。

2　わけぎは3cm長さに切り、白い部分と青い部分に分ける。

3　フライパンにバターを溶かし、**1**、わけぎの白い部分、赤唐辛子を入れて炒め、**A**を加えて炒め合わせる。仕上げにわけぎの青い部分を加え、さっと炒める。

調理時間 **10分**

超スピード

エネルギー **246kcal**　糖質 5.7g　塩分 1.3g

---

七味唐辛子をかけてピリッとさせても

# 厚揚げのねぎみそ チーズ焼き　温卵のせ

たんぱく質 **17.9g**

**材料（2人分）**

**厚揚げ…1枚（200g）**

**A** 長ねぎ（みじん切り）…10cm分
　みそ…大さじ1
　砂糖…大さじ½
　酒…小さじ½

ピザ用チーズ…20g
温泉卵…1個

**作り方**

1　厚揚げは熱湯を回しかけて油抜きし、8等分に切る。

2　天板にアルミホイルを敷き、**1**をのせて混ぜ合わせた**A**をかけ、ピザ用チーズを散らす。オーブントースターで7〜8分焼き色がつくまで焼く。

3　器に盛り、温泉卵をのせる。

＼ガッツリ／

トースター

調理時間 **15分**

エネルギー **257kcal**　糖質 4.9g　塩分 1.4g

149

# 油揚げ

**作りおきポイント**

油揚げと切り干し大根をみじん切りにしたそぼろは、カルシウムをたっぷりとれる副菜！仕上げに汁けをとばして保存性をアップ。ほうれん草のごまあえは緑と黄の色合いでお弁当の彩りにもぴったりです。

**休日は作りおき**

**かんたん**

ヘルシーなのにボリュームたっぷりの副菜

## 油揚げとほうれん草のごまあえ

たんぱく質 **9.4**g

材料（4人分）

**油揚げ…6枚（120g）**
ほうれん草…1束
A｜湯…大さじ5
　｜すりごま（白）…大さじ3
　｜めんつゆ（3倍濃縮）…大さじ2
　｜砂糖…小さじ2

作り方

**1** ほうれん草は塩ゆでし、水にさらして水けをよく絞り、4cm長さに切る。油揚げは熱湯を回しかけて油抜きし、横半分に切って1cm幅に切る。

**2** ボウルに1、Aを入れてさっとあえる。

冷蔵 **3**日
冷凍 **2**週間

エネルギー **175kcal**　糖質 3.7g　塩分 1.1g

**フライパン**

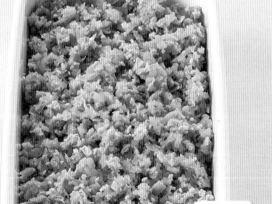

日がたつほどに味が染み込む

## 油揚げと切り干しのそぼろ

たんぱく質 **9.0**g

材料（作りやすい分量）

**油揚げ…6枚（120g）**
切り干し大根（乾燥）…20g
A｜しょうが（みじん切り）…1片分
　｜水…2カップ
　｜しょうゆ、砂糖、みりん…各大さじ2と½
　｜酒…大さじ1
いりごま（白）…大さじ2

作り方

**1** 切り干し大根は、水洗いしてたっぷりの水につけてもどし、水気を絞ってみじん切りにする。油揚げは熱湯を回しかけて油抜きをし、みじん切りにする。

**2** フライパンに1、Aを入れて中火にかけ、混ぜながら汁けがなくなるまで10分ほど煮て、いりごまをかける。

冷蔵 **3〜4**日
冷凍 **2**週間

エネルギー **217kcal**　糖質 14.2g　塩分 1.7g

ラク早ポイント

油揚げは半分に切れば巾着にも、開けばピザの土台にもなる、変幻自在の食材。袋煮の具材は卵を1個入れてたんぱく質をプラス。きのこピザはこんがり焼いてカリッと仕上げましょう。

うまみとだしを含んだ油揚げが贅沢

# 油揚げの袋煮

たんぱく質 **9.9g**

調理時間 **20分**

**材料（2人分）**

**油揚げ…大1枚（30g）** 　酒…大さじ1
卵…2個 　みりん…大さじ½
だし汁…1カップ 　しょうゆ…小さじ2

**作り方**

1　油揚げは熱湯を回しかけて油抜きし、水けをきる。菜箸をころがして開きやすくし、半分に切って袋状に開く。

2　ボウルに卵を割り入れて、**1**の油揚げの中にそっと流し入れ、袋の口を楊枝で留める。同様にもう1つ作る。

3　鍋にだし汁を温め、**2**、酒を加えてひと煮立ちさせる。しょうゆ、みりんを加え、落としぶたをして15分ほど弱火で煮る。

お弁当にも

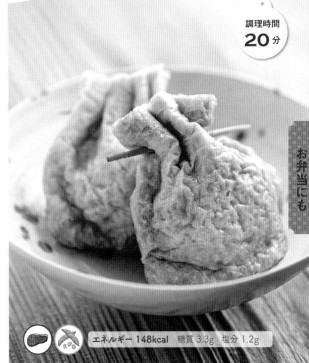

エネルギー 148kcal 　糖質 3.3g 　塩分 1.2g

パイ生地のようなサクサクさにハマりそう

# 油揚げのきのこピザ

たんぱく質 **7.5g**

調理時間 **20分**

**材料（2人分）**

**油揚げ…大1枚（30g）**
しめじ…½パック（50g）
**A** ┌ マヨネーズ…大さじ2
　　└ 豆板醤…小さじ⅔
ピザ用チーズ…30g

**作り方**

1　油揚げは長い1辺を残し、残り3辺を切り落として開く。切り落とした部分は細かく刻む。

2　しめじは石づきを除いてほぐし、**1**の細かく刻んだ油揚げ、**A**と混ぜ合わせる。

3　**1**の表面に**2**をのせ、ピザ用チーズをかけて、オーブントースターでチーズが溶けるまで7〜8分焼く。

トースター

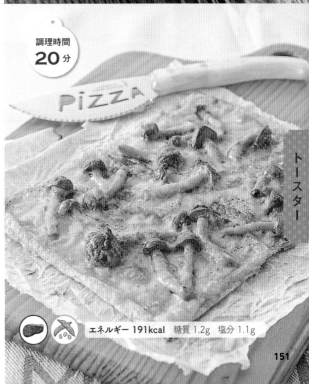

エネルギー 191kcal 　糖質 1.2g 　塩分 1.1g

# おから

**作りおきポイント**

おからはたんぱく質のほかに不足しがちな食物繊維もとれます！ツナ缶は汁ごと加えることで卯の花のうまみがアップし、油の効果でしっとり食感に。加熱後は少し時間をおいてなじませるとGOOD。

**休日は 作りおき**

かんたん

味わい深いしっとり卯の花
## レンジでかんたん卯の花

たんぱく質 **10.7g**

### 材料（4人分）

**生おから…200g**
にんじん…¼本
しいたけ…2個
長ねぎ（5mm幅の小口切り）
　…1本分
ツナ油漬け缶
　…大1缶（140g）

A｜水…½カップ
　｜しょうゆ、砂糖、みりん
　｜　…各大さじ2
　｜和風顆粒だし…小さじ1
ごま油…小さじ1

### 作り方

1　にんじんは細切り、しいたけは石づきを除いて薄切りにする。

2　耐熱容器におから、缶汁ごとのツナ、1、Aを混ぜ合わせ、ふんわりとラップをして電子レンジで5分加熱する。取り出して長ねぎを加えてひと混ぜし、同様に5分加熱する。

3　取り出してごま油を加えて混ぜ合わせる。

冷蔵 **3〜4**日
冷凍 **3** 週間

エネルギー **218kcal**　糖質 12.8g　塩分 1.9g

---

フライパン

ついつい手がのびちゃう
## おからナゲット

たんぱく質 **18.0g**

### 材料（4人分）

**生おから…200g**
鶏ひき肉…300g
A｜溶き卵…1個分
　｜片栗粉…大さじ3
　｜顆粒コンソメスープの素…小さじ2
　｜塩…小さじ⅓
　｜こしょう…少々
サラダ油…適量
トマトケチャップ…適量

### 作り方

1　ボウルにおから、ひき肉、Aを入れてよく練り混ぜ、20等分の小判型に成型する。

2　フライパンに多めのサラダ油を中火で熱し、1をこんがりと揚げ焼きにする。お好みでケチャップをつけていただく。

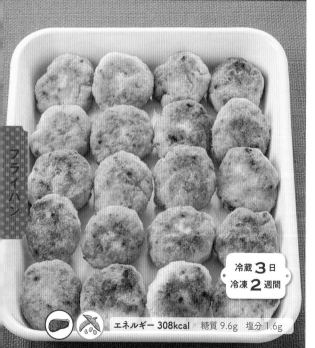

冷蔵 **3** 日
冷凍 **2** 週間

エネルギー **308kcal**　糖質 9.6g　塩分 1.6g

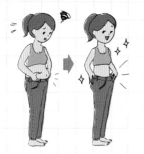

**ラク早ポイント**

低カロリーなおからは肉の代用や、かさ増しに使うのもおすすめです。ピーマンの肉詰め風には肉を使わずおからのみ! パサつきがちなおからを、すりおろしじゃがいもや片栗粉がうまくまとめます。

---

ピーマンの中に栄養たっぷり!

# ピーマンの肉詰め風

たんぱく質
**5.5g**

**材料 (2人分)**

A | 生おから…100g
　 | 片栗粉…大さじ2
　 | 塩…小さじ½
　 | こしょう…少々
玉ねぎ(みじん切り)…¼個分

じゃがいも…1個
ピーマン…3個
ひじき(水煮)…8g
サラダ油…大さじ½
しょうゆ、練り辛子…各適量

**作り方**

1 じゃがいもは皮をむいてすりおろし、玉ねぎ、ひじき、Aとともにボウルに入れ、よく練り混ぜる。

2 ピーマンは縦半分に切り、ヘタと種を除き、内側に片栗粉(分量外)を薄くふる。6等分にした1を、こんもりと詰める。

3 フライパンにサラダ油を熱し、2を詰めた面を下にして入れ、両面こんがりと焼く。水大さじ2(分量外)を加えてふたをし、弱火にして蒸し焼きにする。器に盛り、しょうゆと練り辛子でいただく。

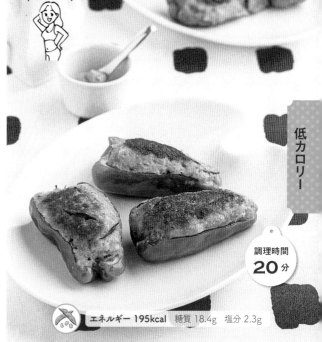

\ ヘルシー /

低カロリー

調理時間
**20分**

**エネルギー** 195kcal　糖質 18.4g　塩分 2.3g

---

枝豆、ハムも入ってたんぱく質量◎

# おからの
# ポテトサラダ風

たんぱく質
**10.8g**

**材料 (2人分)**

生おから…100g
枝豆(冷凍・さやなし)…75g
ロースハム…2枚
A | 塩昆布…5g
　 | マヨネーズ…大さじ3
　 | 牛乳…大さじ1
　 | 砂糖…小さじ1
一味唐辛子…適量

**作り方**

1 枝豆は解凍する。ハムは1cm角に切る。

2 ボウルにおから、1、Aを入れてさっとあえる。器に盛り、一味唐辛子をふる。

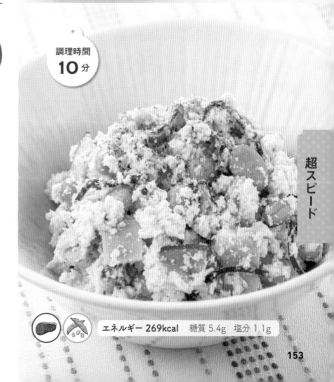

調理時間
**10分**

超スピード

**エネルギー** 269kcal　糖質 5.4g　塩分 1.1g

153

# ゆば

## 平日は/休日は 作りおき

かんたん

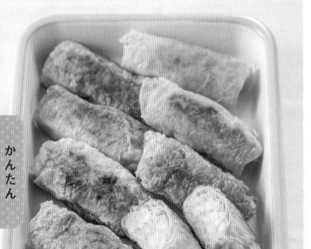

冷蔵 **3**日
冷凍 **2**週間

 エネルギー **141kcal**　糖質 6.1g　塩分 1.0g

---

やさしく上品な味わい

## ゆばのえびはんぺん包み揚げ

たんぱく質 **13.0**g

**材料（4人分）**

**乾燥ゆば（もどしたもの）…8枚**
むきえび…16尾
はんぺん…1枚

**A** | 片栗粉…大さじ1
　　| 酒…大さじ½
　　| 塩、こしょう…各少々

小麦粉…小さじ1
サラダ油…適量

**作り方**

**1** えびは包丁でたたいてつぶし、ポリ袋に入れてはんぺん、**A**を加えてつぶすようにしてもみ込む。

**2** ゆばを広げて**1**をのせ、両端を折り込んで巻き、水少々（分量外）で溶いた小麦粉をつけて留める。全部で8個作る。

**3** フライパンに多めのサラダ油を熱し、**2**をこんがりと揚げ焼きにする。

---

たまには気分を変えて

## ゆばシュウマイ

たんぱく質 **20.1**g

**材料（4人分）**

**生ゆば（6cm角）…16枚**

**A** | 豚ひき肉…250g
　　| 玉ねぎ（みじん切り）…¼個分
　　| しょうゆ、酒…各大さじ½
　　| 砂糖、おろししょうが…各小さじ1
　　| 塩、こしょう…各少々
片栗粉…小さじ4

**作り方**

**1** ボウルに**A**を入れて粘りが出るまでよく練り混ぜ、16等分に丸める。

**2** **1**に片栗粉をまぶしてゆばにのせ、側面を包むように形を整えて耐熱皿に並べる。

**3** フライパンに1カップ（分量外）湯をはり、**2**を入れてふたをし、弱めの中火で10分ほど蒸す。

フライパン

冷蔵 **3**日
冷凍 **2**週間

エネルギー **262kcal**　糖質 5.9g　塩分 0.9g

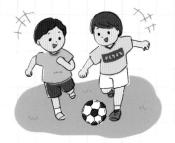

## 平日は帰ってラク早！

ゆばと卵のやさしいとろみ
# ゆばの卵とじあんかけ

**たんぱく質 18.1g**

**材料（2人分）**

**生ゆば（6cm角）**…100g
溶き卵…2個分
みつば（ざく切り）…1パック（50g）
**A** だし汁…1カップ
砂糖、薄口しょうゆ…各小さじ2
**B** 水…大さじ1
片栗粉…大さじ½

**作り方**

**1** 鍋に**A**を入れて煮立て、ゆばを入れてさっと加熱し、混ぜ合わせた**B**を加えてとろみがつくまで温める。

**2** みつばを加えてしんなりしたら、溶き卵を加えて大きく混ぜる。

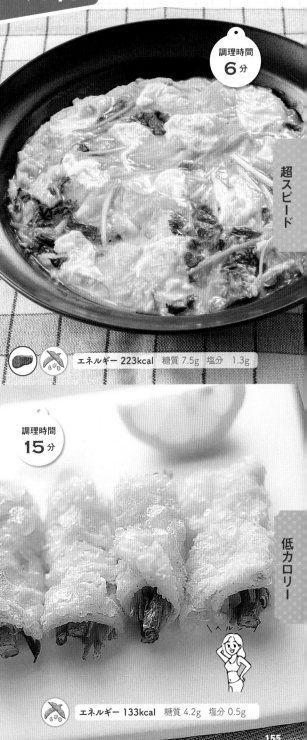

調理時間 **6分**

超スピード

エネルギー **223kcal** 糖質 7.5g 塩分 1.3g

サクッと軽い食感！
# さやいんげんの ゆば巻き揚げ

**たんぱく質 7.5g**

調理時間 **15分**

**材料（2人分）**

**生ゆば（長いもの）**…2枚
さやいんげん…12本
にんじん…¼本
揚げ油…適量
レモン（くし形切り）…適量
塩…少々

**作り方**

**1** いんげんは半分に切る。にんじんはいんげんと同じ長さの細切りにする。

**2** ゆばは水けをふき、1枚を4等分に切る。**1**を等分にのせて巻き、楊枝で端を留める。全部で8個作る。

**3** 170℃に熱した揚げ油で**2**をカラッと揚げる。楊枝を外して器に盛り、レモン、塩を添える。

低カロリー

＼ヘルシー／

エネルギー **133kcal** 糖質 4.2g 塩分 0.5g

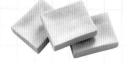

# 高野豆腐

**休日は作りおき**

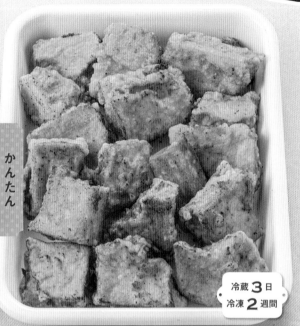

かんたん

冷蔵 **3**日
冷凍 **2**週間

エネルギー 265kcal　糖質 12.4g　塩分 2.0g

まるで鶏の唐揚げ!?
## 高野豆腐のから揚げ

たんぱく質
**13.5**g

**材料**(4人分)

**高野豆腐**…4枚

A｜ 酒…大さじ3
　｜ しょうゆ…大さじ2
　｜ おろししょうが、おろしにんにく、
　｜ 　鶏ガラスープの素…各小さじ1

B｜ 溶き卵…2個分
　｜ 小麦粉…大さじ6

サラダ油…適量

**作り方**

**1** 高野豆腐はぬるま湯でもどし、水けをよく絞ってひと口大にちぎる。

**2** ボウルで**1**と**A**をもみ込み、混ぜ合わせた**B**を加え、よくからめる。

**3** フライパンに多めのサラダ油を熱し、**2**をこんがりと揚げ焼きにする。

---

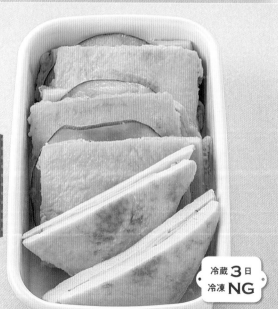

フライパン

冷蔵 **3**日
冷凍 **NG**

エネルギー 224kcal　糖質 1.8g　塩分 1.4g

ダイエット中のときにおすすめ
## 高野豆腐の
## クロックムッシュ風

たんぱく質
**16.9**g

**材料**(4人分)

**高野豆腐**…4枚
ロースハム…4枚
ピザ用チーズ…40g

A｜ 溶き卵…1個分
　｜ 牛乳…大さじ5
　｜ 塩…小さじ¼
　｜ こしょう…少々

バター…12g

**作り方**

**1** 高野豆腐はぬるま湯でもどして水けをよく絞る。厚みを半分にして、片面に、ハム、ピザ用チーズをのせ、もう片面をのせてはさむ。全部で4個作る。

**2** バットに**A**を混ぜ合わせ、**1**を両面しっかり浸す。

**3** フライパンにバターを溶かし、**2**を軽く押さえながら両面焼き色がつくまで焼く。ふたをして中まで火を通す。

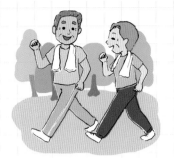

ホクホクのそら豆とジューシーな高野豆腐のあえ物は、食感の対比がおもしろい！ 具材をそれぞれ調理してあえるだけで完成。卵とじは高野豆腐の煮物をとじることで、満足感のある味わいに仕上がります。

## 平日は帰ってラク早！

高野豆腐に味が染みておいしくなる

# 高野豆腐とそら豆のごまあえ

たんぱく質 **16.3**g

**材料(2人分)**

**高野豆腐…2枚**
そら豆(冷凍・さやなし)
　…100g
にんじん…20g
さやいんげん…5本

A｜昆布だし…1カップ
　｜しょうゆ…小さじ1
B｜しょうゆ…大さじ1
　｜ごま油、すりごま(白)、
　｜しょうがの搾り汁
　｜…各小さじ2

**作り方**

1 高野豆腐はぬるま湯でもどして水けを絞り、厚さを半分にしてから5mm幅に切る。鍋にAを煮立てて加え、さっと煮る。

2 そら豆は解凍し、薄皮をむく。にんじんは細切り、さやいんげんは斜め切りにして、熱湯でさっとゆでる。

3 ボウルにBを混ぜ合わせ、1と2をあえる。

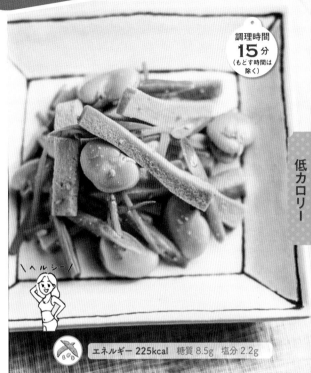

調理時間 **15**分 (もどす時間は除く)

\ヘルシー/

エネルギー **225kcal** 糖質 8.5g 塩分 2.2g

低カロリー

---

豆腐・豆・卵のトリプルたんぱく質！

# 高野豆腐とえんどう豆の卵とじ

たんぱく質 **20.1**g

**材料(2人分)**

**高野豆腐…2枚**
溶き卵…2個分
えんどう豆(さやなし)
　…60g
しらす…大さじ2
塩…小さじ1

A｜だし汁…¾カップ
　｜酒、みりん
　｜…各大さじ2
　｜砂糖、薄口しょうゆ
　｜…各大さじ1
七味唐辛子(お好みで)
　…適量

**作り方**

1 えんどう豆はさっと洗って塩をまぶし、熱湯に塩ごと加え、2〜3分ゆでてざるにあげる。

2 高野豆腐はぬるま湯でもどし、水けを絞ってひと口大に切る。鍋にAを煮立てて加え、弱火で5〜6分煮る。

3 2に1、しらすを加えてひと煮立ちしたら溶き卵を加え、半熟状で火を止める。器に盛り、七味唐辛子をふる。

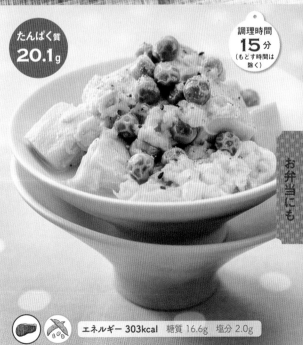

調理時間 **15**分 (もどす時間は除く)

エネルギー **303kcal** 糖質 16.6g 塩分 2.0g

お弁当にも

# 納豆

**作りおきポイント**

納豆は手軽に食べられるたんぱく源！食物繊維やカルシウムも同時にとれます。チリコンカンの豆も納豆なら煮込み時間が少なくてOK。作りおけば、時間がないときでもたんぱく質を補給できます。

## 休日は作りおき

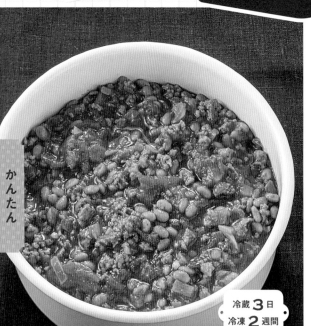

かんたん

冷蔵 **3**日
冷凍 **2**週間

エネルギー 253kcal　糖質 9.8g　塩分 1.6g

ひと晩おくとマイルドな味わいに

### 納豆のチリコンカン

たんぱく質 **14.7**g

**材料（4人分）**

納豆…2パック
合いびき肉…200g
玉ねぎ（みじん切り）…½個分
にんにく（みじん切り）…1片分
オリーブオイル…大さじ1
カットトマト缶…1缶（400g）

A｜トマトケチャップ…大さじ2
　｜しょうゆ、チリパウダー…各大さじ1
　｜塩…小さじ⅓

**作り方**

1 鍋にオリーブオイルを熱して玉ねぎ、にんにくを炒め、香りが立ったらひき肉を加えて色が変わるまで炒める。

2 カットトマト缶、混ぜ合わせた納豆を加えて5分煮込み、**A**を加えて2～3分煮る。

---

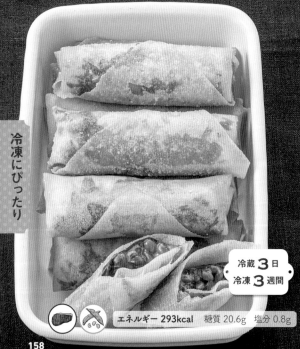

冷凍にぴったり

冷蔵 **3**日
冷凍 **3**週間

エネルギー 293kcal　糖質 20.6g　塩分 0.8g

納豆がとろ～りこぼれだす

### 納豆の青じそチーズ春巻き

たんぱく質 **14.3**g

**材料（4人分）**

納豆…4パック
春巻きの皮…8枚
青じそ…16枚
スライスチーズ…4枚
小麦粉…小さじ1
サラダ油…適量
塩、しょうゆ…各適量

**作り方**

1 チーズは半分に切る。

2 春巻きの皮に青じそ2枚、チーズ、混ぜ合わせた納豆の順にのせ、両端を折り込んで包み、水少々（分量外）で溶いた小麦粉をつけて留める。全部で8個作る。

3 フライパンに多めのサラダ油を熱し、**2**をこんがりと揚げ焼きにする。お好みで塩やしょうゆをつけて食べる。

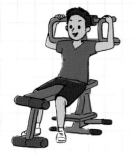

ラク早ポイント

蒸し野菜は納豆でコクとうまみが高まります。ヘルシーだから、献立のあともう一品にぴったり。チヂミは納豆を加えると香ばしい風味に。材料をすべて混ぜて焼き上げるだけでラクラク。

## 野菜をたっぷり食べたいときに
# 蒸し野菜の納豆あえ

**たんぱく質 10.9g**

調理時間 **8分**

超スピード

### 材料(2人分)

**納豆…2パック**
小松菜…½束
水菜…¼束
ピーマン(赤)…1個
塩…小さじ½

A | しょうゆ…大さじ1と½
　| ごま油…大さじ1
卵黄…2個分
いりごま(白)…適量

### 作り方

1 小松菜、水菜は根元を除いてざく切りにする。耐熱容器に入れ、塩をふってラップをし、電子レンジで3分加熱して水けをきる。

2 ピーマンは細切りにする。

3 ボウルに1、2、Aを入れてあえて器に等分に盛り、納豆、卵黄をのせていりごまを散らす。卵黄をくずしながらいただく。

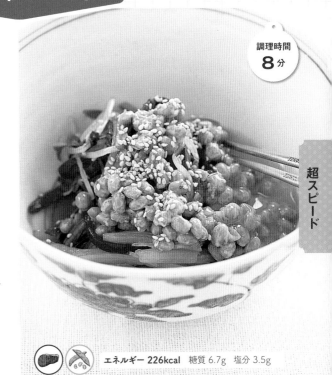

エネルギー **226kcal** 糖質 6.7g 塩分 3.5g

## ごま油を効かせた韓国風
# 納豆のチヂミ風

**たんぱく質 7.7g**

調理時間 **15分**

お弁当にも

### 材料(2人分)

**納豆…1パック**
にら…¼束
白菜キムチ…30g
A | 溶き卵…½個分
　| 小麦粉…大さじ4
　| 水…大さじ2
　| 塩…少々

ごま油…大さじ1
B | ポン酢しょうゆ…大さじ2
　| すりごま(白)…大さじ1

### 作り方

1 にらは3cm長さに切る。

2 ボウルにAを混ぜ合わせ、納豆、白菜キムチ、1を加えて混ぜ合わせる。

3 フライパンにごま油を熱し、2を4等分に丸く流し、弱火で両面じっくり焼いて器に盛り、Bをつけていただく。

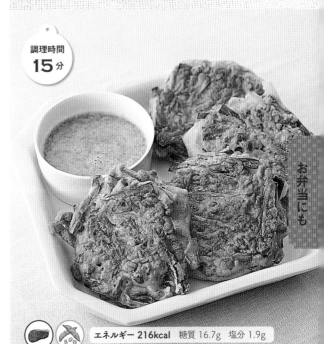

エネルギー **216kcal** 糖質 16.7g 塩分 1.9g

# 納豆

## 休日は作りおき

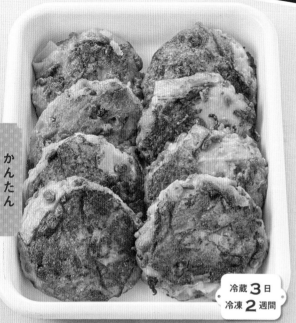

かんたん

冷蔵 **3**日
冷凍 **2**週間

エネルギー **285kcal** 　糖質 11.9g 　塩分 1.0g

じゃがいもをすりおろしてもっちり食感に

### 納豆のじゃがいもチーズガレット

たんぱく質 **14.5**g

**材料 (4人分)**

**納豆…2パック (100g)**
じゃがいも…3個
ロースハム…4枚
ピザ用チーズ…100g
サラダ油…大さじ1

**作り方**

**1** じゃがいもはすりおろし、ハムは短冊切りにする。

**2** ボウルに**1**、納豆を入れて混ぜ、16等分にする。

**3** フライパンにサラダ油を熱し、**2**の½量を並べたらピザ用チーズをのせ、残りの**2**をのせる。全部で8個作る。

**4** フライ返しで押しつけながら両面焼き色がつくまで5〜6分ほど焼く。

---

納豆とひき肉で腹持ちアップ

### 納豆のしいたけ詰め

たんぱく質 **10.0**g

**材料 (4人分)**

**納豆…1パック**
しいたけ…12枚
豚ひき肉…150g
**A** 片栗粉…大さじ1
　　酒、しょうゆ…各小さじ1
　　塩、こしょう…各少々
片栗粉…大さじ2
サラダ油…大さじ1

**作り方**

**1** ボウルにひき肉、**A**を入れて粘りが出るまでよく練り混ぜ、納豆を加えてさらによく混ぜる。

**2** しいたけの軸を除いて両面に片栗粉を薄くまぶし、**1**を等分に詰める。全部で12個作る。

**3** フライパンにサラダ油を熱し、**2**を肉の面を下にして焼く。焼き色がついたら裏返し、水大さじ1（分量外）を加えてふたをして蒸し焼きにする。

フライパン

冷蔵 **3**日
冷凍 **2**週間

エネルギー **174kcal** 　糖質 7.1g 　塩分 0.8g

# 納豆ごはんバリエ！

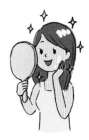

納豆はたんぱく質のちょい足しにぴったり。
時間のない朝にもぴったりのアレンジ法をご紹介！

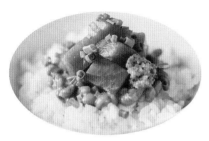

まぐろとネバネバは鉄板の組み合わせ

## まぐろ ＋ 納豆のっけごはん

**材料と作り方**
角切りにしたまぐろの刺身、しょうゆと混ぜ合わせた
納豆をごはんにのせ、ゆずこしょうをのせ、小口切り
にした小ねぎを散らす。

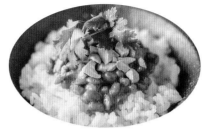

納豆をアジアンテイストに

## ナンプラー ＋ 納豆のっけごはん

**材料と作り方**
ナンプラーと混ぜ合わせた納豆、砕いたピーナッツを
ごはんにのせ、香菜を飾る。好みで豆板醤少々を加え
てもおいしい。

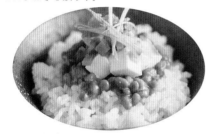

ザーサイを食感のアクセントに

## ピリ辛豆腐 ＋ 納豆のっけごはん

**材料と作り方**
角切りにした豆腐、刻んだザーサイと混ぜ合わせた納
豆をごはんにのせて、白髪ねぎを飾り、豆板醤と混ぜ
たしょうゆをかける。

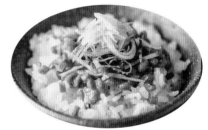

定番薬味を全部のせ！

## たっぷり薬味 ＋ 納豆のっけごはん

**材料と作り方**
刻んだみょうが、しょうが、青じそ、添付のたれと混
ぜ合わせた納豆をごはんにのせ、小口切りにした小ね
ぎを散らす。

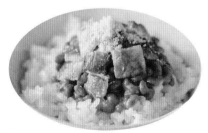

香ばしさが食欲をそそる

## 焼き油揚げ ＋ 粉チーズ ＋ 納豆のっけごはん

**材料と作り方**
しょうゆを塗り、オーブントースターで焼いて1cm角
に切った油揚げ、添付のたれと混ぜ合わせた納豆をご
はんにのせ、粉チーズをふる。

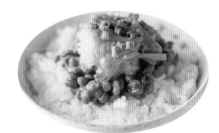

納豆の香りもマイルドに

## なめたけ ＋ 大根おろし ＋ 納豆のっけごはん

**材料と作り方**
市販のなめたけ（瓶詰め）、大根おろし、添付のたれと
混ぜ合わせた納豆をごはんにのせ、小口切りにした小
ねぎを散らす。

# 水煮・蒸し大豆

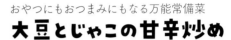

休日は **作りおき**

かんたん

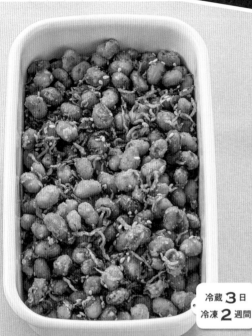

冷蔵 **3**日
冷凍 **2**週間

エネルギー **244kcal**　糖質 10.8g　塩分 1.4g

---

おやつにもおつまみにもなる万能常備菜

## 大豆とじゃこの甘辛炒め

たんぱく質
**11.9**g

**材料(4人分)**

**蒸し大豆(ドライパック)…200g**
ちりめんじゃこ…30g
片栗粉…大さじ2
サラダ油…大さじ3
**A** | しょうゆ、みりん、砂糖…各大さじ1
いりごま(白)…小さじ1

**作り方**

**1** 大豆に片栗粉をまぶす。

**2** フライパンにサラダ油を熱し、**1**を炒めて全体に油がまわったら、ちりめんじゃこを加え、大豆がきつね色になるまで炒める。

**3** **A**を加えてからめ、照りが出たらいりごまを加えて混ぜる。

---

ほっこり落ち着く味わい

## 大豆と鶏肉のクリーム煮

たんぱく質
**22.5**g

**材料(4人分)**

**水煮大豆…200g**
鶏もも肉…1枚(250g)
玉ねぎ…½個
マッシュルーム…4個
塩、こしょう…各少々
サラダ油…大さじ½

小麦粉…大さじ3
バター…12g
**A** | 牛乳…2カップ
顆粒コンソメスープの素…小さじ2
**B** | 塩、こしょう…各少々

**作り方**

**1** 鶏肉はひと口大に切り、塩、こしょうをふる。玉ねぎはくし形切り、マッシュルームは薄切りにする。

**2** フライパンにサラダ油を熱して**1**の鶏肉を入れて表面を焼き、取り出す。バターを溶かして残りの**1**を炒めて小麦粉をふる。

**3** **2**の鶏肉をもどし入れ、大豆、**A**を加えて7〜8分混ぜながら煮て、**B**で味をととのえる。

フライパン

\ガッツリ/

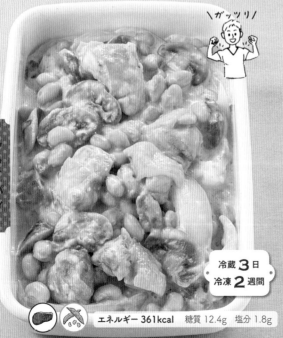

冷蔵 **3**日
冷凍 **2**週間

エネルギー **361kcal**　糖質 12.4g　塩分 1.8g

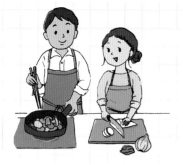

## 平日は帰ってラク早!

水煮を使ってラクラク調理

# 大豆とひじきのチーズサラダ

たんぱく質 **11.9**g

調理時間 **5**分

切るだけ

**材料(2人分)**

**水煮大豆…80g**
水煮ひじき…1パック(60g)
プロセスチーズ…2個(40g)
きゅうり…½本
ミニトマト…4個
**A** しょうゆ、ごま油…各大さじ1
　酢…小さじ2
　砂糖…小さじ1

**作り方**

**1** チーズ、きゅうりは8mm角に切り、ミニトマトは4等分に切る。

**2** ボウルに**A**を入れて混ぜ、水けを切った大豆、ひじき、1を加えてあえる。

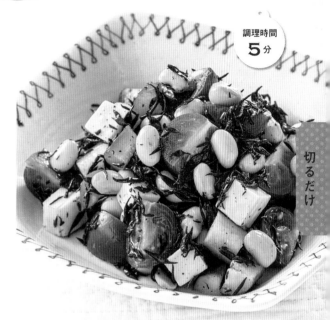

 エネルギー **223kcal** 糖質 4.8g 塩分 1.9g

---

時間がないときの「あと一品」に

# 大豆と小松菜のごま煮

たんぱく質 **12.4**g

調理時間 **8**分

超スピード

**材料(2人分)**

**水煮大豆…100g**
小松菜…½束
**A** だし汁…1カップ
　しょうゆ、みりん…各大さじ2
**B** 練りごま(白)、すりごま(白)…各大さじ1

**作り方**

**1** 小松菜は、根元を除いてざく切りにする。

**2** 鍋に**A**を煮立て、1、大豆を加えて2〜3分煮る。

**3** **B**を加えて溶き混ぜながら、さらに1分ほど煮る。

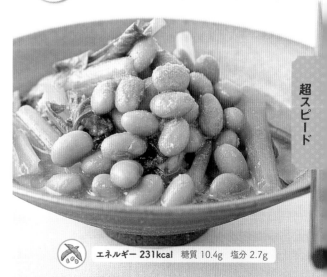

エネルギー **231kcal** 糖質 10.4g 塩分 2.7g

# 枝豆・そら豆

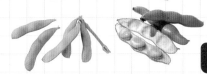

## 作りおきポイント

箸休めになる副菜は、味をしっかりつけるのがコツ。ペペロン炒めはニンニクを効かせて。スパニッシュオムレツには枝豆を加えると彩りがグンとアップ。作りおけば、お弁当作りの強い味方になります。

## 休日は作りおき

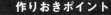

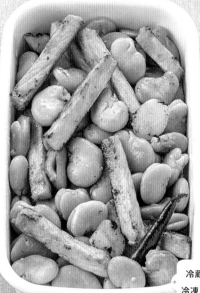

かんたん

エネルギー 194kcal　糖質 11.4g　塩分 2.1g

冷蔵 **3**日
冷凍 **2**週間

---

粉チーズを加えてもおいしい

## そら豆とハムのペペロン炒め

たんぱく質
**15.7**g

### 材料(4人分)

そら豆(冷凍・さやなし)…400g
ブロックハム…160g
にんにく…2片
赤唐辛子(種を除く)…1本
塩…小さじ⅔
オリーブオイル…大さじ2

### 作り方

**1** そら豆は解凍し、薄皮をむく。にんにくは半分に切り、ハムは拍子木切りにする。

**2** フライパンにオリーブオイルとにんにく、赤唐辛子を入れて弱火にかけ、香りが立ったらハムを加えて中火で炒める。

**3** 焼き色がついたらそら豆を加えてさっと炒め合わせ、塩で味をととのえる。

---

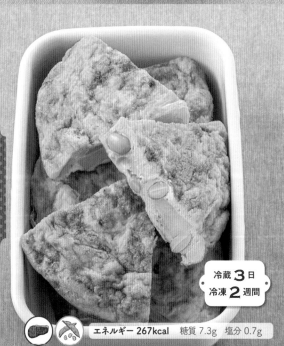

フライパン

エネルギー 267kcal　糖質 7.3g　塩分 0.7g

冷蔵 **3**日
冷凍 **2**週間

---

たっぷり卵のボリュームオムレツ

## 枝豆のスパニッシュオムレツ

たんぱく質
**14.4**g

### 材料(4人分)

枝豆(冷凍・さやなし)…120g
じゃがいも…小2個
玉ねぎ…½個

オリーブオイル…大さじ2
A 溶き卵…6個分
　塩…小さじ¼
　こしょう…少々

### 作り方

**1** 枝豆は解凍する。じゃがいもは1cm厚さのいちょう切りにし、耐熱容器に入れて電子レンジで2分ほど加熱する。玉ねぎは1cm角に切る。

**2** フライパンにオリーブオイルを熱し、枝豆以外の**1**を炒める。じゃがいもに火が通ったら枝豆を加えて炒め合わせる。

**3** 混ぜ合わせた**A**を流し入れて半熟状になるまで大きく混ぜる。半熟状になったら弱火にし、2〜3分焼く。皿を使って裏返し、さらに2〜3分焼く。

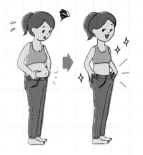

## 平日は帰ってラク早!

おしゃれなデリ風サラダ

# 豆と押し麦のバルサミコサラダ

**たんぱく質 16.6g**

**調理時間 20分**

**材料(2人分)**

そら豆(冷凍・さやなし)
　…60g
ツナ油漬け缶
　…小1缶(70g)
押し麦、水煮大豆、
　水煮キドニー豆、
　ホールコーン…各40g
ミニトマト…4個
レタス…2〜3枚

塩…少々
**A** バルサミコ酢
　　…大さじ1と½
　しょうゆ、
　　オリーブオイル
　　…各大さじ1
　砂糖…小さじ1
　粗びき黒こしょう
　　…小さじ¼

**作り方**

**1** そら豆は電子レンジで解凍し、薄皮をむく。

**2** 鍋に湯を沸かし、塩と押し麦を加えて10分ほどゆで、
ざるにあげて冷水で洗い、しっかりと水けをきって
おく。

**3** ボウルに**A**を混ぜ合わせ、水けをきった大豆、キ
ドニー豆、コーン、**1**、**2**を加えてあえる。半分に
切ったミニトマト、食べやすくちぎったレタス、缶
汁をきったツナを加えてさっとあえる。

レンチン

**エネルギー 361kcal** 糖質 28.2g 塩分 2.2g

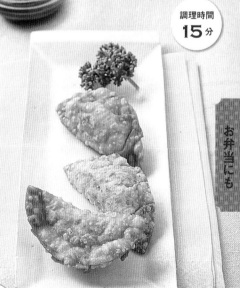

おつまみにもお弁当にもなる万能メニュー

# 枝豆とツナの揚げぎょうざ

**たんぱく質 15.4g**

**調理時間 15分**

**材料(2人分)**

枝豆(冷凍・さやなし)
　…100g
ツナ油漬け缶
　…小1缶(70g)
片栗粉…小さじ½
しょうゆ…小さじ1

ぎょうざの皮…6枚
揚げ油…適量
**A** しょうゆ…大さじ1
　酢…大さじ½
　おろしにんにく…小さじ1
　ラー油…少々

**作り方**

**1** 枝豆は解凍し、ツナは缶汁を軽くきる。

**2** ボウルに**1**、片栗粉、しょうゆを加えて混ぜ合わせ、
6等分にしてぎょうざの皮で包む。全部で6個作る。

**3** **2**を180℃の揚げ油できつね色になるまで揚げる。
混ぜ合わせた**A**につけていただく。

お弁当にも

**エネルギー 265kcal** 糖質 14.2g 塩分 2.2g

# その他の豆

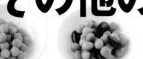

**作りおきポイント**

丼やサラダの具など、幅広い料理で大活躍の肉みそにレンズ豆をプラス。プチプチ食感で噛みごたえ十分。色合いが美しい白いんげん豆は煮込み料理もおいしい。セロリを加えてさっぱりと仕上げます。

**休日は作りおき**

かんたん

冷蔵 **3** 日
冷凍 **2** 週間

エネルギー 187kcal　糖質 15.2g　塩分 1.1g

---

レンズ豆はもどす手間ナシでラクチン

## レンズ豆の肉みそ

たんぱく質
**10.3g**

### 材料（4人分）

**乾燥レンズ豆…80g**
豚ひき肉…100g
にんにく（みじん切り）、しょうが（みじん切り）
　…各1片分
サラダ油…大さじ½
**A** 水…1カップ
　　 みそ…大さじ2
　　 酒、みりん、砂糖…各大さじ1

### 作り方

**1** フライパンにサラダ油を熱し、にんにく、しょうがを入れ、香りが立ったらひき肉を加えて色が変わるまで炒める。

**2** レンズ豆、**A**を加えて汁けがなくなるまで煮詰める。

---

野菜を切りそろえて火通りよく

## 白いんげん豆とソーセージの煮込み

たんぱく質
**12.0g**

### 材料（4人分）

**水煮白いんげん豆…250g**
玉ねぎ…½個
にんじん、セロリ…各½本
ウインナーソーセージ…8本
にんにく（みじん切り）
　…1片分
塩、こしょう…各少々

**A** カットトマト缶
　　 …½缶（200g）
　　 水…1カップ
　　 固形コンソメ…1個
　　 ローリエ…1枚
オリーブオイル
　…大さじ2

### 作り方

**1** 玉ねぎ、にんじん、セロリは1cm角に切る。

**2** 鍋にオリーブオイル、にんにくを入れて弱火にかけ、香りが立ったら**1**を加えて炒める。

**3** 野菜がしんなりしたらソーセージ、**A**、水けをきった白いんげん豆を加えて10分ほど煮込み、塩、こしょうで味をととのえる。

冷凍にぴったり

冷蔵 **3** 日
冷凍 **2** 週間

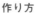

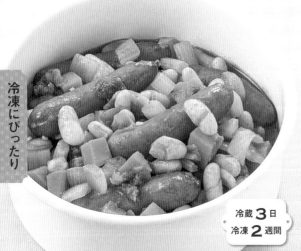

エネルギー 325kcal　糖質 13.4g　塩分 1.9g

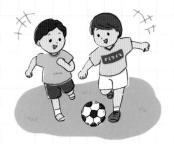

特製ドレッシングが決め手

# ひよこ豆の和風サラダ

たんぱく質 **6.1g**

**材料(2人分)**

**水煮ひよこ豆**…½カップ(75g)
玉ねぎ(みじん切り)…¼個分
きゅうり…⅓本
キャベツ…2枚

A｜無調整豆乳…大さじ3
　｜白みそ…小さじ2
　｜レモン汁、砂糖、しょうゆ、オリーブオイル
　｜　…各小さじ1

**作り方**

1　玉ねぎは水にさらす。

2　きゅうり、キャベツは1cm角に切る。

3　ボウルに水けをきった**1**、**2**、水けをきったひよこ豆を入れ、合わせた**A**を加えて混ぜ合わせる。

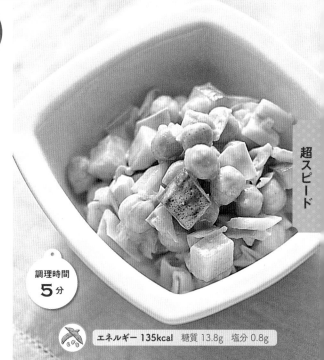

超スピード

調理時間 **5分**

エネルギー **135kcal**　糖質 13.8g　塩分 0.8g

食べごたえのある素材たっぷりの煮込み

# 野菜と豆のサブジ

たんぱく質 **8.6g**

**材料(2人分)**

**水煮ミックスビーンズ缶**…1缶(120g)
カリフラワー、ブロッコリー…各¼株
おろしにんにく、おろししょうが…各小さじ½
サラダ油…大さじ1
カレー粉…小さじ1

A｜トマトピューレ、酒…各大さじ3
　｜塩…適量

**作り方**

1　カリフラワー、ブロッコリーは小房に分ける。

2　フライパンにサラダ油を熱し、おろしにんにく、おろししょうが、**1**、缶汁をきったミックスビーンズを炒める。

3　油がまわったらカレー粉を加えてさっと炒め、**A**を加えてふたをし、ときどき混ぜながら煮る。

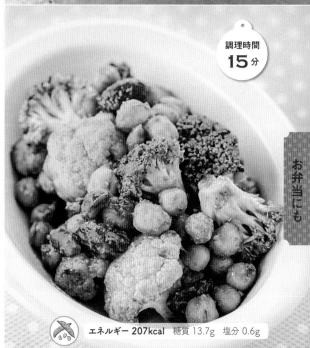

調理時間 **15分**

お弁当にも

エネルギー **207kcal**　糖質 13.7g　塩分 0.6g

# 具だくさんの満足スープ

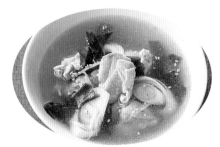

## 鶏のあっさりスープ

材料（2人分）

鶏もも肉…½枚（100g）
わかめ（塩蔵）…20g
長ねぎ…10cm
しょうが（せん切り）
　…½片分
サラダ油…大さじ½
A｜昆布だし汁
　　…2カップ
　　酒、薄口しょうゆ
　　…各大さじ1
いりごま（白）…適量

作り方

1 わかめはよく洗い、水に浸して塩を抜き、ざく切りにする。
2 鍋にサラダ油、しょうがを弱火で熱し、香りが立ったら食べやすく切った鶏肉を入れて炒める。
3 肉の色が変わったらA、斜め薄切りにした長ねぎを加える。ひと煮立ちさせ、1を加えてさっと煮て器に盛り、いりごまをふる。

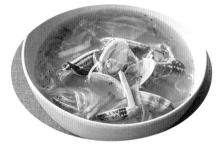

## あさりのアジアンスープ

材料（2人分）

あさり（殻つき）…150g
にら…¼束
春雨（乾燥）…20g
しょうが、にんにく
　（みじん切り）…各½片分
赤唐辛子（種を除く）…½本
ごま油…大さじ1
A｜水…2カップ
　　酒、ナンプラー
　　…各大さじ1
　　鶏ガラスープの素
　　…小さじ1と⅓
　　しょうゆ…小さじ1
粗びき黒こしょう…少々

作り方

1 あさりは塩水に浸して砂抜きし、流水でこすり洗いする。春雨は熱湯でもどし、ざく切りにする。にらは、3〜4cm長さに切る。
2 鍋にごま油を弱火で熱し、しょうが、にんにく、赤唐辛子を炒め、香りが立ったら1、Aを加えて煮る。
3 あさりの口が開いたら器に盛り、粗びき黒こしょうをふる。

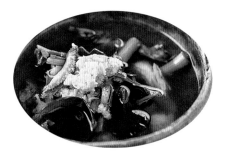

## 春菊ときくらげのスープ

材料（2人分）

かにほぐし身缶
　…小1缶（50g）
春菊…¼束
きくらげ（乾燥）…1g
A｜水…2カップ
　　しょうゆ、ごま油
　　…各小さじ1
　　塩、こしょう…各少々

作り方

1 春菊はざく切りにする。
2 鍋にかにほぐし身を缶汁ごと入れ、Aを加えて火にかける。沸騰したら、さっと洗ったきくらげをちぎりながら加える。
3 きくらげがやわらかくなったら1を加え、さっと火を通す。

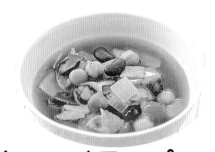

## ミネストローネ風スープ

材料（2人分）

ベーコン…2枚
水煮ミックスビーンズ…40g
玉ねぎ…¼個
塩、こしょう…各少々
オリーブオイル…小さじ1
A｜水…2カップ
　　顆粒コンソメスープ
　　の素…小さじ½
サルサソース（市販）
　…大さじ5

作り方

1 玉ねぎ、ベーコンは1.5cm角に切り、オリーブオイルを熱した鍋で炒める。
2 A、水けをきったミックスビーンズを加えて煮る。
3 2にサルサソースを加え、塩、こしょうで味をととのえる。

たんぱく質がしっかりとれて、副菜にもなる食べ応えのあるスープ。肉や魚介を
スープに使うと見映えがするので、食卓がパッと明るくなります。洋風、中華風
からエスニックまで、味つけも豊富。ぜひ、レパートリーに加えてみてください。

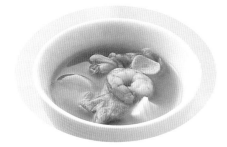

## レタスとシーフードの ガーリックスープ

材料 (2人分)

シーフードミックス
　…150g
にんにく (薄切り)
　…1片分
レタス…2枚
塩、こしょう…各少々
サラダ油…大さじ½
A｜水…350㎖
　｜顆粒コンソメスープ
　｜の素…小さじ1

作り方

1 シーフードミックスは解
　凍し、水けをふく。
2 鍋にサラダ油、にんにく
　を入れて火にかけ、香り
　が立ったら1を加えて
　さっと炒める。
3 2にAを加えて煮立たせ、
　ちぎったレタスを加えて
　塩、こしょうで味をとと
　のえる。

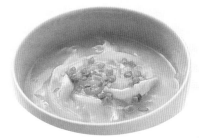

## 中華風豆乳コーンスープ

材料 (2人分)

鶏ささみ…2本
玉ねぎ…¼個
A｜水…1カップ
　｜酒…大さじ1と½
　｜鶏ガラスープの素
　｜　…小さじ1
コーンクリーム缶、
　無調整豆乳
　…各½カップ
塩…小さじ⅓
こしょう、水溶き片栗粉
　…各少々
小ねぎ (小口切り)…適量

作り方

1 玉ねぎは薄切りにする。
2 鍋に1、鶏ささみ、Aを
　入れて火にかけ、肉に火
　が通ったら一度取り出し
　て身をほぐす。
3 鍋にほぐした鶏ささみを
　もどし入れ、コーンクリー
　ム缶、豆乳、塩、こしょ
　うを加えて温める。水溶
　き片栗粉でとろみをつけ
　て、小ねぎを散らす。

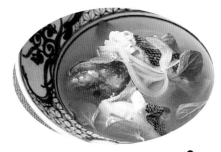

## ベトナム風サワースープ

材料 (2人分)

たら…1切れ
トマト…1個
玉ねぎ…⅛個
A｜水…2カップ
　｜レモン汁…大さじ1
　｜ナンプラー…小さじ2
　｜鶏ガラスープの素
　｜　…小さじ1と⅓
　｜塩…少々
ラー油、ペパーミント
　(あれば)…各適量

作り方

1 たらは4等分に切り、ト
　マトは6等分のくし形切
　りにする。玉ねぎは薄切
　りにする。
2 鍋に1とAを入れて中火
　にかけ、さっと煮る。
3 器に盛り、ラー油をかけ、
　あればペパーミントを
　散らす。

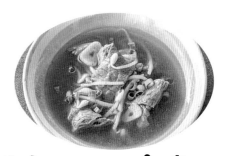

## 牛肉ともやしのピリ辛スープ

材料 (2人分)

牛もも薄切り肉…120g
豆もやし…80g
にんにく (薄切り)…½片分
塩、こしょう…各少々
ごま油…大さじ½
A｜水…2カップ
　｜しょうゆ…大さじ1
　｜鶏ガラスープの素
　｜　…小さじ1と⅓
　｜豆板醤…小さじ½
小ねぎ (小口切り)…1本分

作り方

1 牛肉は食べやすく切る。
2 鍋にごま油、にんにくを
　入れて中火で熱し、香り
　が立ったら1、ひげ根を
　除いたもやしの順に入れ
　て炒め合わせる。
3 Aを加えて煮立たせ、塩、
　こしょうで味をととのえ
　て器に盛り、小ねぎを散
　らす。

# たんぱく質がとれるスイーツ

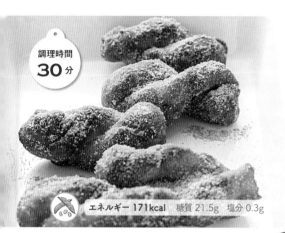

**調理時間 30分**

エネルギー 171kcal　糖質 21.5g　塩分 0.3g

---

甘さ控えめのヘルシードーナッツ

## お豆腐ドーナッツ

**たんぱく質 3.3g**

### 材料（4人分）
ホットケーキミックス
　…100g
絹ごし豆腐…50g
揚げ油…適量
A｜きな粉、砂糖…各適量

### 作り方
1 ボウルにホットケーキミックスを入れ、豆腐を加えてくずしながら混ぜ合わせる。
2 12等分にし、それぞれ10cmの棒状にして半分に折ってねじる。
3 170℃に熱した揚げ油に入れ、生地が浮き上がり、ふくらんできたら裏返し、こまめに返しながらきつね色になるまで揚げ、油をきってAをまぶす。

---

生地はホットケーキミックスでお手軽に♪

## エッグタルト

**たんぱく質 4.4g**

### 材料
（4人分
直径8〜9cmのタルト型8個分）
**【タルト生地】**
無塩バター（室温にもどす）
　…60g
ホットケーキミックス…120g
**【フィリング】**
A｜牛乳…¼カップ
　卵黄…1と½個分
　砂糖…大さじ2
コーンスターチ…小さじ1と½
牛乳（人肌程度に温める）
　…½カップ

### 作り方
1 ボウルにバターをクリーム状になるまでよく練り、ホットケーキミックスを加えて、粉っぽさがなくなるまで混ぜる。ラップで包み、冷蔵庫で30分寝かせる。
2 ボウルにAを合わせ、コーンスターチを加えてさらに混ぜ合わせる。牛乳を少しずつ加えながら混ぜ合わせ、こし器でこして鍋に入れ、火にかける。軽くとろみがついたら火を止め、冷ます。
3 打ち粉（分量外）をした台に1をのせ、めん棒で3mm厚さにのばす。8等分にして薄くバター（分量外）を塗った型にしっかり敷き詰め、フォークで穴をあけて200℃に予熱したオーブンで10分焼く。取り出して2を流し入れ、同様に15分焼く。

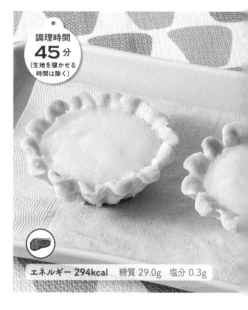

**調理時間 45分**
（生地を寝かせる時間は除く）

エネルギー 294kcal　糖質 29.0g　塩分 0.3g

---

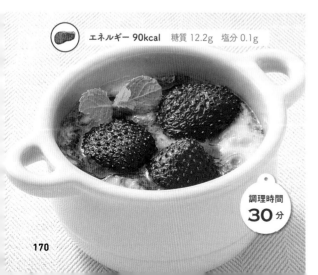

エネルギー 90kcal　糖質 12.2g　塩分 0.1g

見た目もかわいい！

## いちごのクラフティー

**たんぱく質 3.4g**

### 材料（2人分）
いちご…8粒
A｜牛乳…75ml
　溶き卵…½個分
　グラニュー糖
　…大さじ1
　バニラエッセンス
　…少々
ミント…適量

### 作り方
1 耐熱容器の内側にバター（分量外）を塗り、ヘタを除いたいちごを入れ、混ぜ合わせたAを注ぎ入れる。
2 1を180℃に予熱したオーブンで20分ほど焼き、ミントを添える。

**調理時間 30分**

ここでは卵や乳製品、豆腐を使ったスイーツレシピをご紹介。1日の摂取カロリーの範囲内であれば、おやつだってOK！甘いものを食べながら、ちゃっかりたんぱく質を補給しましょう。

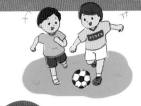

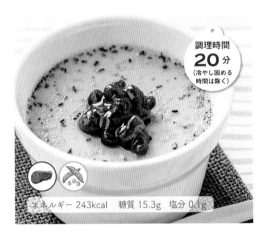

**調理時間 20分**
（冷やし固める時間を除く）

エネルギー 243kcal　糖質 15.3g　塩分 0.1g

豆乳とごまの健康スイーツ

# 黒ごまミルクゼリー

**たんぱく質 11.5g**

材料（4人分）
牛乳…1カップ
無調整豆乳…½カップ
すりごま（黒）…大さじ4
砂糖…大さじ1
粉ゼラチン…5g
水…大さじ2
ゆで小豆缶…小さじ2

作り方
1 ゼラチンは水を加えて混ぜ、ふやかしておく。
2 鍋に牛乳、豆乳、すりごまを入れて60℃に温め、砂糖、1を加えて溶かす。
3 ココット容器に2を流し入れて冷蔵庫で冷やし固め、小豆をのせる。

ヨーグルトを使ってさっぱり味

# ヨーグルトレアチーズケーキ

**たんぱく質 22.1g**（全量）

材料（13×19cmのバット1枚分）
クリームチーズ（室温にもどす）
　…100g
グラハムクラッカー…50g
生クリーム（7〜8分立てにする）
　…75mℓ
グラニュー糖…40g
溶かしバター（無塩）…25g
粉ゼラチン…5g
水…大さじ2
A｜プレーンヨーグルト…75g
　｜レモン汁…大さじ1
チャービル…適量

作り方
1 グラハムクラッカーはポリ袋に入れて砕き、バターを加えて混ぜ合わせ、バットに敷き詰める。
2 粉ゼラチンは水を加えてふやかし、湯せんにかけて溶かす。
3 ボウルにクリームチーズを入れ、グラニュー糖を加えて混ぜ合わせ、Aを加えてさらに混ぜる。2を少しずつ加えて全体になじませ、生クリームを少しずつ加えて混ぜ合わせる。1に流し入れ、冷蔵庫で冷やし固める。切り分けてチャービルを添える。

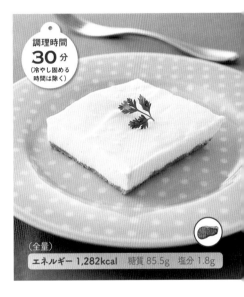

**調理時間 30分**
（冷やし固める時間を除く）

（全量）
エネルギー 1,282kcal　糖質 85.5g　塩分 1.8g

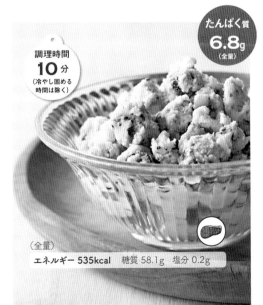

**調理時間 10分**
（冷やし固める時間を除く）

**たんぱく質 6.8g**（全量）

（全量）
エネルギー 535kcal　糖質 58.1g　塩分 0.2g

混ぜて凍らせるだけ！

# ブルーベリーフローズンヨーグルト

材料（作りやすい分量）
A｜プレーンヨーグルト
　｜　…150g
　｜砂糖…45g
　｜生クリーム…大さじ4
　｜レモン汁…大さじ½
ブルーベリー…30粒（40g）

作り方
1 バットにAを混ぜ合わせ、ブルーベリーを加えて混ぜる。ラップをし、冷凍庫で1時間ほど冷やし固める。
2 フォークでブルーベリーをつぶしながら空気を含ませるように全体をかき混ぜ、再びラップをしてさらに冷凍庫で1時間ほど冷やし固める。
3 再度全体をかき混ぜ、器に盛る。

# INDEX

**監修　藤田聡**

立命館大学スポーツ健康科学部教授。1970年生まれ。1993年、
ノースカロライナ州ファイファー大学スポーツ医学・マネジメン
ト学部卒業。2002年、南カリフォルニア大学大学院博士課程修
了。博士（運動生理学）。2006年にテキサス大学医学部内科講師、
2007年に東京大学大学院新領域創成科学研究科特任助教を経て、
2009年に立命館大学に着任。運動生理学が専門。著書に『1日2
トレ！ 美肌をつくる筋トレ』(新星出版社)、『眠れなくなるほど
面白い 図解 たんぱく質の話』(日本文芸社)などがある。

**食のスタジオ**

レシピ・栄養サポート・編集制作・レシ
ピコンテンツの販売まで、食の業務を一
貫して行う専門会社。管理栄養士、編集
者など、食の知識と技術を身につけたス
タッフで構成されている。著書多数。
HP　https://www.foodst.co.jp/

**STAFF**

**編集制作**　食のスタジオ（横江菜々子　矢川咲恵　飯塚良子　名和史枝）
**イラスト**　渡辺恵美
**レシピ制作・料理・栄養計算**　食のスタジオ（内山由香　足達芳恵　小川寿美　小泉明代）
**撮影**　巣山サトル
**スタイリング**　栗田美香
**本文デザイン・DTP**　岡睦、更科絵美（mocha design）
**カバーデザイン**　大薮胤美（フレーズ）

しっかり食べてきれいになる
**たんぱく質の作りおき&ラク早おかず320**

2020年11月25日　初版発行
2021年4月15日　第5刷発行

監修者　藤　田　　　聡
発行者　富　永　靖　弘
印刷所　公和印刷株式会社

発行所　東京都台東区　株式　**新星出版社**
　　　　台東2丁目24　会社
　　　　〒110-0016　☎03(3831)0743

**ISBN978-4-405-09395-9**